別冊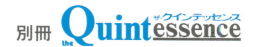

歯科医療従事者のための
Keynote 超入門 for Mac

今すぐ使えて簡単にできるプレゼン資料作り

解説動画 17本収載！

監著　中島寛明

著　安藤壮吾／鈴木宏樹／関　豊成
　　竹内一貴／野亀慶訓／松村香織

 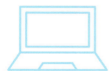

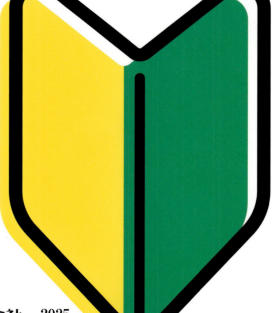

クインテッセンス出版株式会社　2025

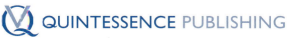

Berlin | Chicago | Tokyo
Barcelona | London | Milan | Paris | Prague | Seoul | Warsaw
Beijing | Istanbul | Sao Paulo | Sydney | Zagreb

執筆者一覧（50音順・敬称略　※：監著）

安藤壮吾	愛知県・医療法人マイアベニュー なみき通り歯科・矯正歯科／なならの丘デンタルクリニック
鈴木宏樹	福岡県・医療法人福和会 別府歯科医院／公立八女総合病院歯科口腔外科
関　豊成	神奈川県・医療法人二十八歯略 関歯科診療所
竹内一貴	香川県・竹内歯科医院
※中島寛明	福岡県・医療法人フォーシーズンズ 久留米セントラル歯科
野亀慶訓	岡山県・野亀歯科医院
松村香織	福岡県・公立八女総合病院歯科口腔外科

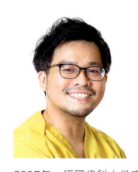

監著者
中島寛明 Hiroaki Nakashima

2007年、福岡歯科大学卒業。2007～2011年、福岡歯科大学医科歯科総合病院勤務。2011年、県庁前デンタルクリニック院長を経て、2015年、久留米セントラル歯科（牛島歯科医院より継承）開院。久留米歯科衛生士専門学校講師。医療法人星樹会講師。Keynote Study Club主宰。

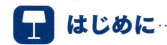

はじめに

　私の周りの歯科医療従事者の大多数は、Macユーザーです。講演やセミナー、患者説明用などで使用するプレゼンやスライドを作成する際、プレゼンテーション作成ソフト「Keynote」を使用しています。プレゼンスライド作りにおいて、「いかにわかりやすく伝えるか」が重要になりますが、実は簡単なシェーマやアニメーションを作ったり、自分でアレンジしたいと思っている歯科医療従事者は少なくありません。

　本書はMacユーザーであり、Keynoteユーザーの歯科関係者というとても狭い層の読者をはじめ、これからKeynoteを始めたい初心者にぜひとも活用していただきたい内容となっています。各Chapterでは1つのテーマを取り上げ、Lessonごとに実際の設定方法や操作方法を確認しながら、それらの内容をより深く理解できるように構成しています。また、各Chapterのシェーマはすべて私が描いていますし、よりわかりやすく理解していただくために解説動画（動画楽曲制作協力：長谷英明先生）もすべて制作しました。

　そもそもKeynoteに関する書籍は少ないうえに、この類のハウツー本が辞書のような厚みでは読む気になりません。本書では歯科関係者がKeynoteを使うなら、「これを知っていたら便利かな？」と思う機能やテクニックについて、独断と偏見でまとめました。Keynote好きが高じて独学にもかかわらず歯科医療関係者向けにKeynoteの解説本を出版してしまうのですからたいへんあつかましい話ですが、そんな私にクインテッセンス出版の編集者が目をつけてくださったことはとてもうれしく思います。もちろん、独断と偏見でまとめていますので「ていねいな説明」と感じる部分と「不十分な説明」と感じてしまう部分があるかもしれませんが、その点はご容赦ください。もちろん、本書で物足りない方は、別の書籍などでさらに理解を深めてください。

　本書はMac版Keynoteの解説本ですが、iOS版Keynoteにも流用できるテクニックがたくさんあります。また初心者だけでなく使い慣れた方も本書を参考にKeynoteをあれこれ触って新しい発見や驚きに出会ってください。おもしろい使い方が見つかった時にはぜひ私にも教えていただければ幸いです。

　本書をつうじて、皆様のプレゼン作りが少しでも簡単・快適に、そして楽しくなり、伝わるプレゼンやスライド作りの一助になればこれ以上ない幸せです。さあ、Keynote沼へようこそ。

2025年1月
中島寛明

Contents

はじめに	3
本書の構成	6

Chapter1
Start Up Keynote！　さあ Keynoteを始めよう! 　　7

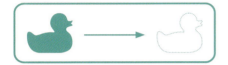

Chapter2
基本操作入門　スマートに使いこなそう　　13

Chapter3
ショートカットキー入門　時短の秘訣はショートカットにあり　　19

Chapter4
テキスト入力入門　最低限でOK　　25

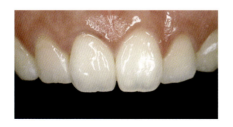

Chapter5
写真編集入門　プレゼンは写真が命　　29

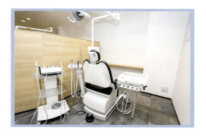
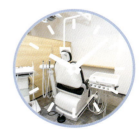

Chapter6
作画・トレース入門　　絵心なくても大丈夫　　39

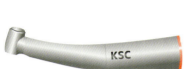
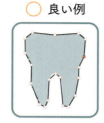
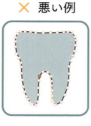
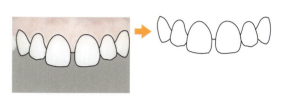

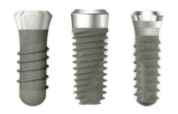

Chapter7
図形カラーリング入門　　プレゼンを彩ろう　　51

Chapter8
図形編集入門　　ちょっと難しいです　　59

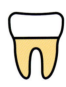

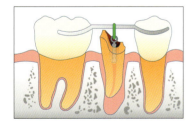

Chapter9
アニメーション入門　　やり過ぎ注意です　　65

Chapter10
人気プレゼンターに聞くプレゼンテーションの極意
安藤壮吾／鈴木宏樹／関　豊成／竹内一貴／野亀慶訓／松村香織　　71

謝辞　　84

本書の構成

　本書は各Chapterで1つのテーマを取り上げ、各Lessonで実際の設定方法や操作方法を確認しながら、それらの内容をより深く理解できるように構成しています。本書で使用するKeynoteは、macOS Sequoiaバージョン15.11をインストールしたMacBook Pro等の画面で解説しています。

SUMMARY
Chapterごとに監著者が伝えたいポイントやアドバイスを記載しています。

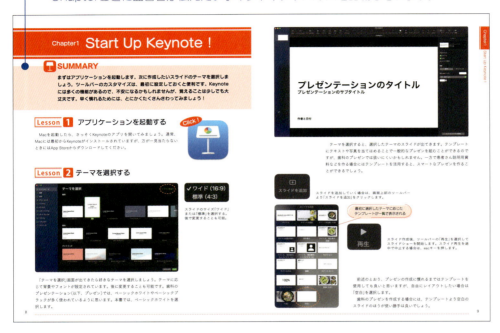

Lesson
実際の設定方法や操作方法を順番に覚えながら学ぶことができます。

解説動画
Chapterごとに監著者が解説した動画を見ることができます。

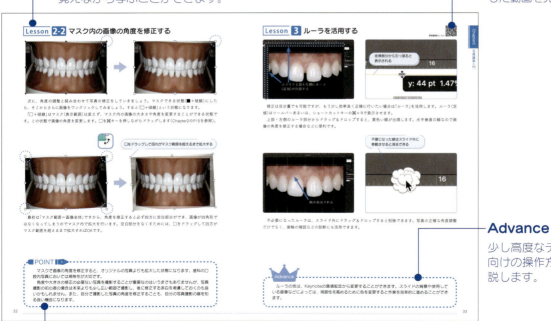

Advance
少し高度なテクニックや上級者向けの操作方法などについて解説します。

POINT
Chapter内で覚えておくと良い点などについて記載しています。

※本書の出版にあたっては、著者や出版社などのいずれも掲載した内容に対してなんらかの保証をするものではありません。また内容に基づく操作結果に関してもいっさいの責任を負いません。
※本書に掲載されている画面イメージなどは、著者の設定に基づいた環境にて再現される一例です。
※本書に記載されている会社名、製品名は各社の商標および登録商標です。

Chapter 1
Start Up Keynote !
さあ Keynoteを始めよう!

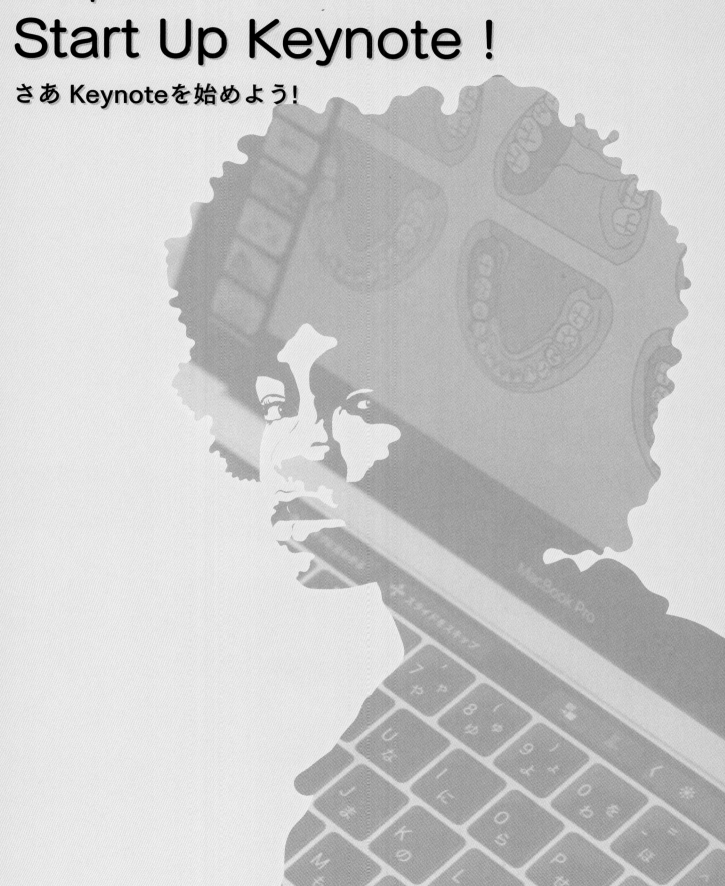

Chapter1　Start Up Keynote！

SUMMARY

まずはアプリケーションを起動します。次に作成したいスライドのテーマを選択しましょう。ツールバーのカスタマイズは、最初に設定しておくと便利です。Keynoteには多くの機能があるので、不安になるかもしれませんが、覚えることは少しでも大丈夫です。早く慣れるためには、とにかくたくさんさわってみましょう！

Lesson 1　アプリケーションを起動する

　Macを起動したら、さっそくKeynoteのアプリを開いてみましょう。通常、Macには最初からKeynoteがインストールされていますが、万が一見当たらないときにはApp Storeからダウンロードしてください。

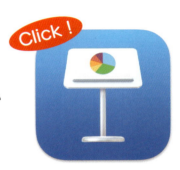

Lesson 2　テーマを選択する

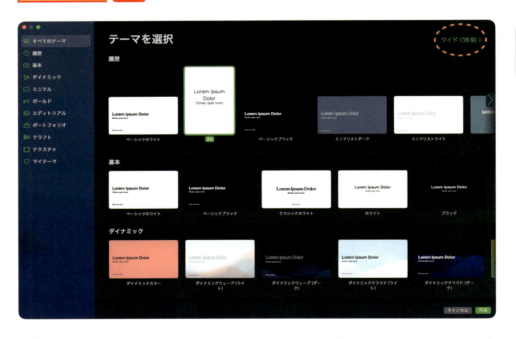

スライドのサイズ「ワイド」または「標準」を選択する。後で変更することも可能。

　「テーマを選択」画面が出てきたら好きなテーマを選択しましょう。テーマに応じて背景やフォントが設定されています。後に変更することも可能です。歯科のプレゼンテーション(以下、プレゼン)では、ベーシックホワイトやベーシックブラックが多く使われているように思います。本書では、ベーシックホワイトを選択します。

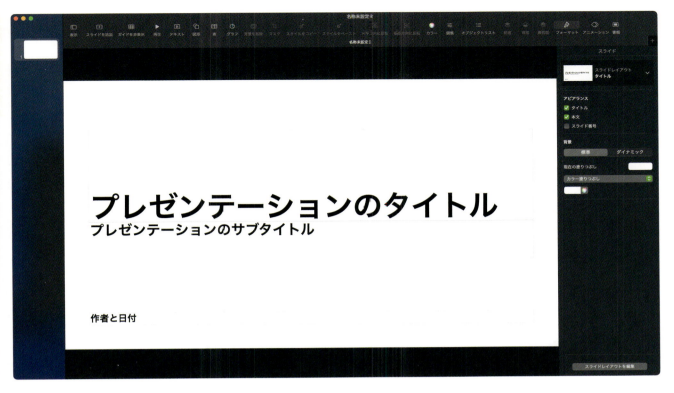

テーマを選択すると、選択したテーマのスライドが出てきます。テンプレートにテキストや写真を当てはめることで一般的なプレゼンを組むことができるのですが、歯科のプレゼンでは扱いにくいかもしれません。一方で患者さん説明用資料などを作る場合にはテンプレートを活用すると、スマートなプレゼンを作ることができるでしょう。

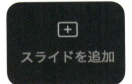

スライドを追加していく場合は、画面上部のツールバーより「スライドを追加」をクリックします。

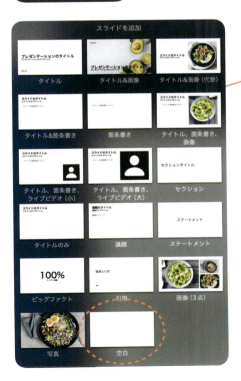

最初に選択したテーマに応じたテンプレートが一覧で表示される

スライド作成後、ツールバーの「再生」を選択してスライドショーを開始します。スライド再生を途中で中止する場合は、escキーを押します。

　前述のとおり、プレゼンの作成に慣れるまではテンプレートを使用しても良いと思いますが、自由にレイアウトしたい場合は「空白」を選択します。
　歯科のプレゼンを作成する場合には、テンプレートより空白のスライドのほうが使い勝手は良いでしょう。

Lesson 3 ツールバーをカスタマイズする

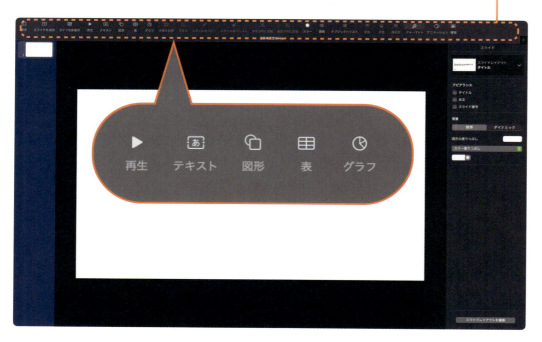

Keynoteの作業画面の上部にアイコンがいくつか並んでいます。その部分を「ツールバー」といいます。

ツールバーによく使う機能を登録しておくことで作業効率がアップします。

①画面上部メニューバーにカーソルを合わせて、「表示」を選択します。
②「表示」を選択し、表示されたウィンドウ中の「ツールバーをカスタマイズ」を選択します。

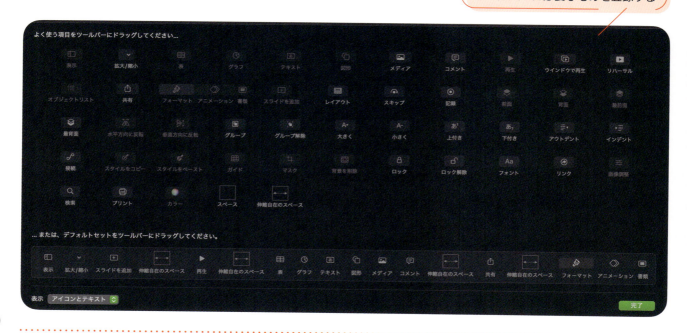

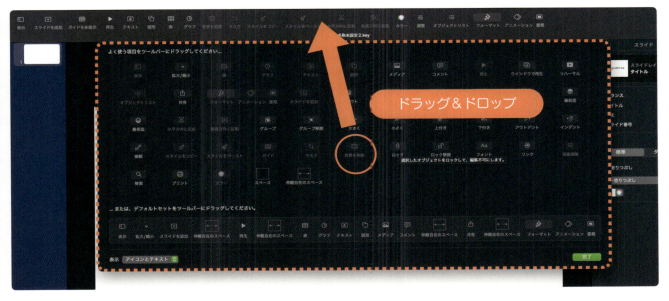

③ツールバーに登録したいアイコンをツールバー上でドラッグ＆ドロップして設置すればOKです。

④ツールバーから削除したい場合は、ツールバーの外にドラッグ＆ドロップすれば削除できます。慣れてきたら好みに合わせてツールバーをカスタマイズしましょう。

著者おすすめのツールバーセットリスト

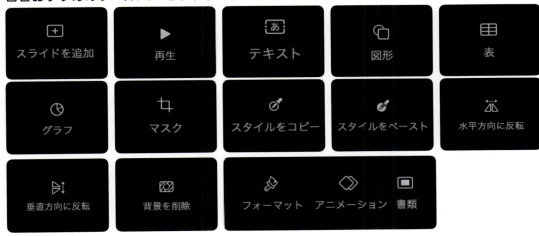

Advance

「フォーマット」内にある「スタイルをコピー」「スタイルをペースト」は、少しわかりにくいですが覚えておくと便利な機能です。図形の色や線色、線幅、もしくはテキストのフォントや色を「スタイルをコピー」することができます。任意の図形やテキストに「スタイルをペースト」することができます。図形やフォントのテイストを統一したい時に便利です。

別のスライド間でも使用可能です。過去のスライドから作成中のスライドにテキストをコピーした後、スタイルを統一したい時などにも使用できます。いったん意味を理解さえすればとても便利な機能ですので、ぜひ使ってみてください。

別冊 the Quintessence × 歯科衛生士 THE JOURNAL OF DENTAL HYGIENIST コラボ!

図解 みるみる理解できる スタッフ向け IOS入門

監著 星 憲幸

著 井上絵理香／川西範繁／北道敏行／鈴木美南子／藤﨑みのり／渡邊真由美

歯科医師と歯科衛生士で共有したいスタッフ向けIOS入門書・決定版！

治療説明やブラッシング指導時に患者の興味を引き出し、モチベーションアップにも威力を発揮する「口腔内スキャナー」（IOS）。本書ではIOSの持ち方や操作方法、患者への示し方、アシスタントワーク時の注意点など、臨床ノウハウを写真とイラストで具体的に解説。さらに患者の登録方法（ローマ字入力）や滅菌・消毒・保管など、実用的かつ合理的な院内システム構築に役立つ情報も満載。歯科医師＆歯科衛生士がともに活用したい1冊。

本書の特徴1 歯科衛生士臨床でIOSを使用する、または、アシスタントワークとしてIOSにかかわるスタッフのための入門書。

本書の特徴2 IOSをこれから導入する歯科医院にとっては、院内システム構築にお役立ていただける情報がつまっている。

本書の特徴3 IOSの滅菌・消毒・保管の、実用的かつ合理的な方法が学べる。

本書の特徴4 補綴・修復治療やアライナー治療のアシスタントワークや治療説明時に必要な知識がわかる。

本書の特徴5 どのページも写真とイラストをふんだんに使ったわかりやすい解説。

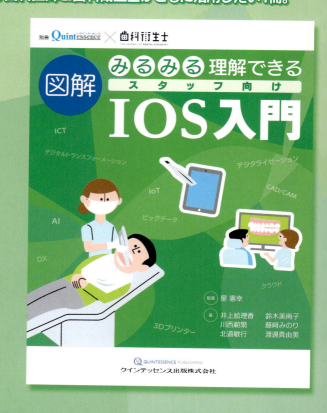

QUINTESSENCE PUBLISHING 日本 ●サイズ：A4判変型 ●124ページ ●定価4,950円（本体4,500円＋税10％）

クインテッセンス出版株式会社
〒113-0033 東京都文京区本郷3丁目2番6号 クイントハウスビル
TEL 03-5842-2272（営業） FAX 03-5800-7592 https://www.quint-j.co.jp e-mail mb@quint-j.co.jp

Chapter2
基本操作入門

スマートに使いこなそう

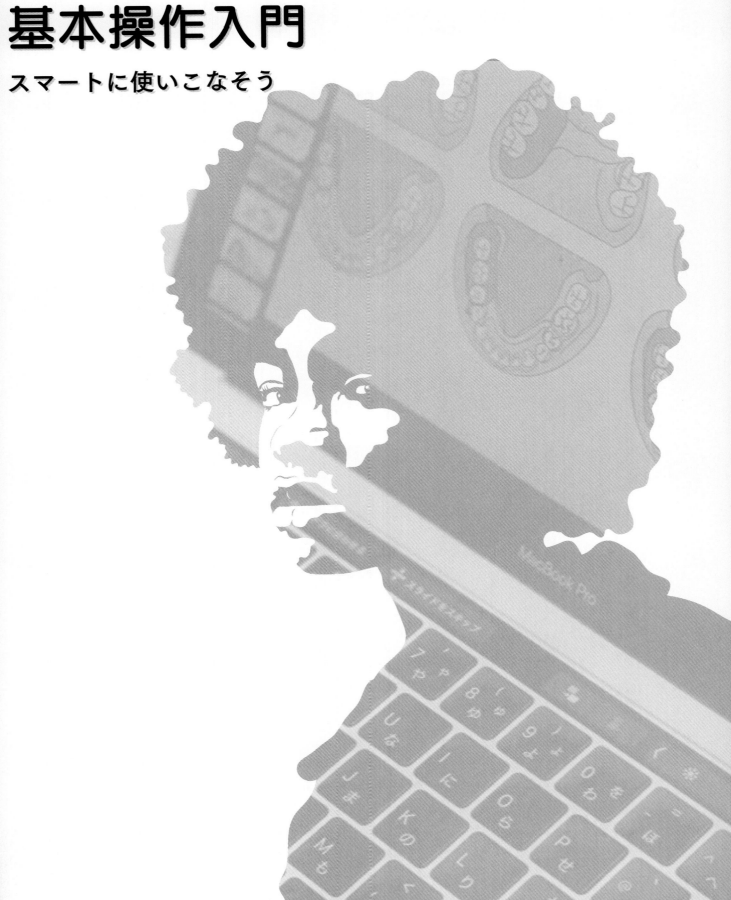

Chapter2 基本操作入門

SUMMARY

効率良く作業するには基本操作が大切です。本Chapterの基本的な内容を習得するだけでも作業スピードが格段に向上します。オブジェクトの移動や整列、拡大縮小・回転など基本的な操作を学び、スマートに使いこなしましょう。

基本操作を知る

　プレゼンを効率的に早く作成するためには、作業スピードが重要になります。テキスト入力のブラインドタッチはできた方が良いでしょうし、写真や図形を並べたりシェーマを作画したりするのにも、基本的な操作方法の習熟が必要となります。

Lesson 1 オブジェクトの位置を移動する

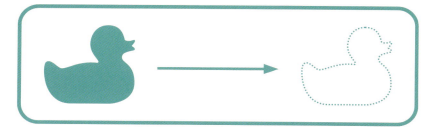

※スライド上のテキストや図形・写真のことをオブジェクトとよびます。

　スライド上で移動させたいオブジェクトをドラッグ＆ドロップで移動させます。任意の場所に移動させますが、水平方向や垂直方向に動かしたい場合は、shiftキーを押しながら移動させます。
　shiftキーを押しながらドラッグ＆ドロップすると、0度、45度、90度、135度というように動きに規制をかけれることができます。細かい位置調整を行う場合は、カーソルキーを使用します。shiftキーを押しながらカーソルキーで移動させるとスライド上の座標を10ptずつ動かすことができます（次ページで解説）。

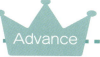 Advance

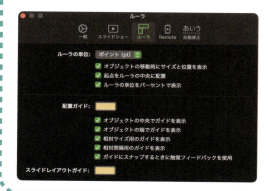

　Keynoteにはあらかじめ図形やテキスト、写真などの配置に便利なガイド線が必要に応じて表示されるようになっています。非常に便利な機能ですが、ガイドが邪魔をして微調整しにくい場合があります。そんな時は⌘キーを押しながら移動させましょう。ガイドの制約を受けることなく移動させることができます。
　なお、配置ガイドを表示させたくない場合は、「環境設定」から「ルーラ」の配置ガイドのチェックを外してください。

Lesson 2 オブジェクトをコピー・ペースト（複製）する

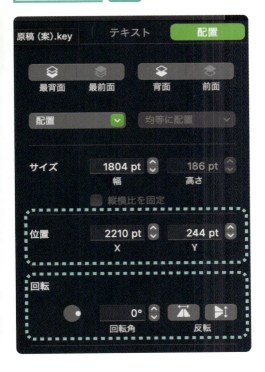

オブジェクトをコピー＆ペースト※すると、その位置から少しずれてペーストされます。Keynote上のスライドには座標があり（フォーマット→配置から確認できる）、座標のX軸10pt右に、Y軸で10pt下にペーストされます。

オブジェクトのコピーを移動させたい時は、通常は複製（⌘＋Dキー）してから動かしますが、optionキーを押しながら選択してそのままドラッグすると複製と移動が同時に行えますので、非常に時短になります。

なお、コピー＆ペースト、複製などのショートカットに関してはChapter 3「ショートカットキー入門」で詳しく解説していますので、ご参照ください。

※スライドの別のページにペーストした時は同じ座標にペーストされます。たいへん重要なルールなのでぜひ覚えておきましょう。

Lesson 3 オブジェクトを拡大・縮小、回転する

解説動画はこちら

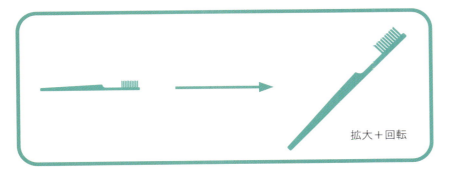

拡大＋回転

選択

通常時のカーソル。オブジェクトを選択します。オブジェクトを選択すると、□ポイントが表示されます。

拡大・縮小

□ポイントにカーソルを合わせると、カーソルが左図のように変化しますので、ドラッグ＆ドロップでオブジェクトの拡大と縮小ができます。その際、optionキーを押しながら行うと、中点を動かさずに拡大と縮小ができます。

回転

⌘キーを押しながら選択したオブジェクトの□ポイントにカーソルを合わせると、カーソルが左図のように変化します。その状態でドラッグ＆ドロップすることでオブジェクトを回転できます。その際にshiftキーを押しながら回転させると、45度ずつの規制をかけて回転できます。また、前述したフォーマット・配置から回転角を入力して回転することもできます。さらにoption＋⌘キーで回転させると回転中心が変わりますので、試してみましょう。

Lesson 4 オブジェクトを整列する

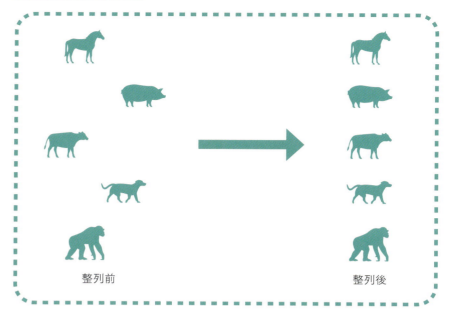

整列前　　　　　　　　　整列後

左揃えを実行した後、縦方向に均等に配置した例。

オブジェクトを整列させるためには、いくつかの方法があります。少数のオブジェクトであればKeynoteにはガイドが自動で表示されますので、ドラッグ＆ドロップで十分です。

しかし、多くのオブジェクトを整列させたい場合は、対象のオブジェクトをすべて選択した状態でツールバーの「フォーマット」→「配置」で設定します。

スライドにおいて整理整頓されていないオブジェクトは聴衆に違和感を感じさせます。この機能を活用し、きれいに整列させてスッキリとしたスライドを作りましょう。

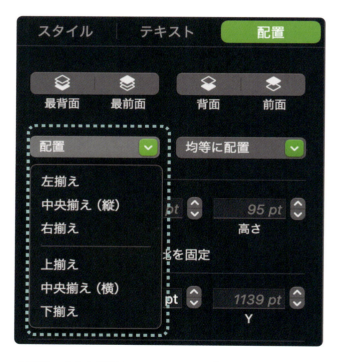

オブジェクトを選択し、ツールバーの「フォーマット」→「配置」で左揃えをクリックする。

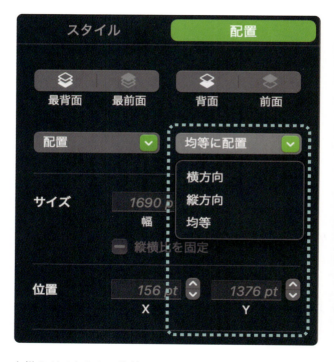

左揃えができたら、均等に配置を選択し、オブジェクトを均等に配置する。配置する操作は逆順でも構わない。

POINT

オブジェクトを選択し、controlキーを押しながらクリックもしくは副ボタン・2本指クリック、マウスは右クリックすると、別ウィンドウが表示されるので「オブジェクトを整列」と「オブジェクトを均等に配置」のいずれかを選択します。慣れてきた場合は作業スピードがアップしますので、ぜひこちらも試してみてください。

Lesson 5 Mission ControlとアプリExposéを使う

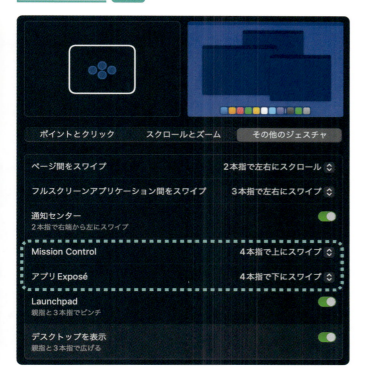

Keynoteに限った操作ではありませんが、MacPCのトラックパッドの機能をご紹介します。実は、著者が初めてMacを使用した時にもっとも感動した機能です。

プレゼン作成中は、デスクトップにはブラウザや写真フォルダ、他のアプリなどを開いたままでKeynoteを作業していることが多いと思います。その時、たくさん重なっているウィンドウをすばやく前面に呼び出すために使用します。

設定方法は、まずシステム環境設定から「トラックパッド」→「その他のジェスチャ」を選択します。これでMission ControlとアプリExposéの設定をすることができます。

著者はMission Controlは「4本指で上にスワイプ」、アプリExposéは「4本指で下にスワイプ」と設定しています。デフォルトでは3本指で操作できるよう設定することも可能です。

Mission Control

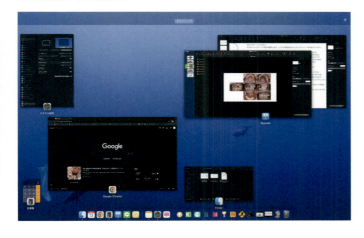

Mission Controlは、現在デスクトップ上で開いているフォルダをアプリケーションごとにまとめて確認することができます。選択したウィンドウが前面に表示されます。Keynoteで作業しながら写真フォルダを確認したい時などに便利です。

なお、キーボードを使う場合はファンクションキー（F3）を押します。あるいはcontrolキー＋「↑」で起動できます。

アプリ Exposé

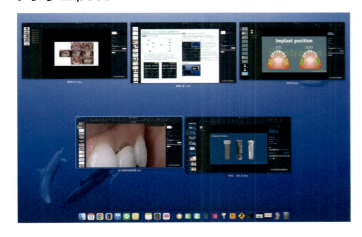

アプリExposéは、現在作業中のアプリのフォルダをまとめて確認することができます。選択したフォルダが前面に表示されます。Keynoteのファイルをいくつも開いて作業している際、過去のスライドを確認したい時などに便利です。

ベーシック＆動画シリーズ

QUINT QUEST
クイントクエスト

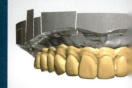

日常臨床を効率化！
歯科医師のための
デジタル超活用Book

荻野真介／円林秀治／葉山揚介　著
田中秀樹　アドバイザー

動画25本

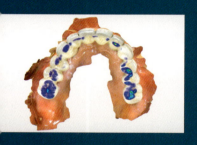
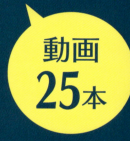
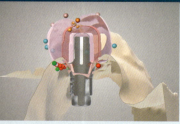
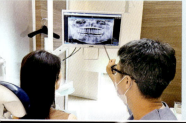

ベーシック＆動画シリーズの第二弾！

歯科治療時に使用するデジタル機器だけでなく，
医院経営にかかわる受付，予約管理，コンサルテーションまで，
歯科医院にかかわる"デジタル"を網羅的に掲載！
医院に1冊置いておきたいQUINTQUEST

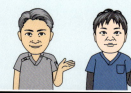
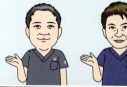

QUINTESSENCE PUBLISHING 日本

●サイズ：A4判　●170ページ　●定価6,930円（本体6,300円+税10%）

クインテッセンス出版株式会社
〒113-0033　東京都文京区本郷3丁目2番6号　クイントハウスビル

Chapter3
ショートカットキー入門

時短の秘訣はショートカットにあり

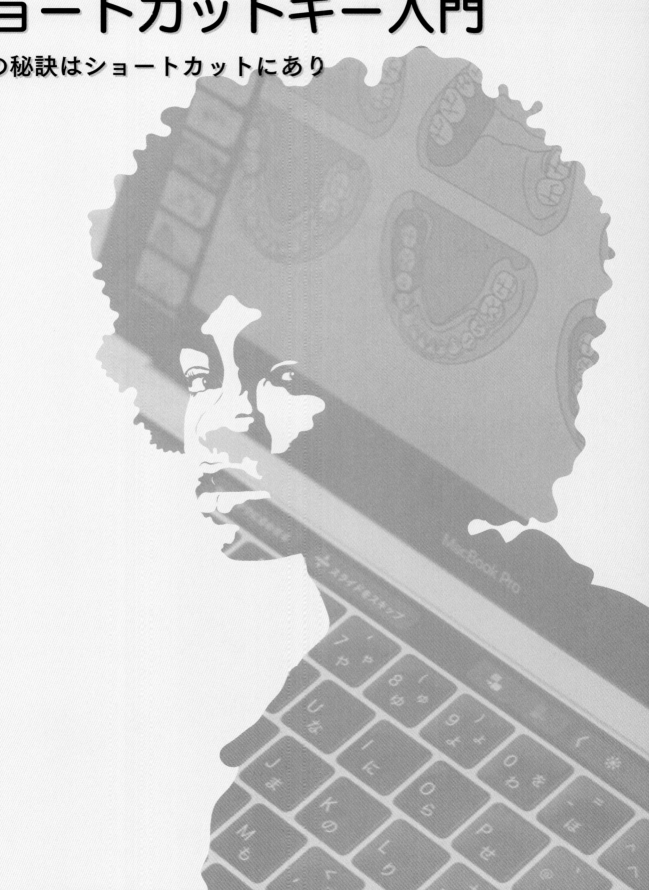

Chapter3 ショートカットキー入門

SUMMARY

ショートカットは、作業効率を向上させるためにぜひとも覚えておくと良いでしょう。しかし、ショートカットキーをすべて覚えるのはたいへんです。本Chapterでは、頻繁に使用するショートカットキーをまとめましたので、積極的に使ってみてください。

ショートカットキーを使うメリット

　コピー＆ペースト、ファイルの保存に代表されるように、スライド作成時のみならずPC使用中にはさまざまな操作を行います。アイコンをクリックして操作するものもあれば、トラックパッドの副ボタン（いわゆる右クリック）でウィンドウを表示させて選択するものもあります。

　しかし、それらの操作は頻繁に行う必要があるがゆえに大幅なタイムロスを生みます。ショートカットキーは複数のキーを組み合わせることで、瞬時に操作を行うことができます。また、作業効率を向上させるだけでなくマウス操作の誤作動のリスクを軽減することができ、作業の質も高めることができます。

　次ページには、著者がKeynoteで頻繁に使用するショートカットキーをまとめました。またP23にショートカットキーを一覧としてまとめていますので、ぜひ参考にしてください。

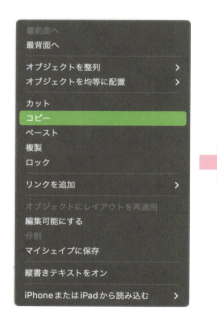
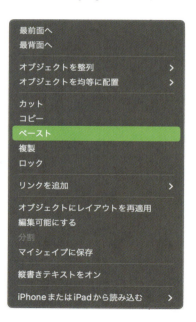

　ショートカットキーを使用せずにオブジェクトをコピー＆ペーストする場合は、
①オブジェクトを選択する
②副ボタンでコンテキストメニューを開く
③コピーを選択する
④再度コンテキストメニューを開く
⑤ペーストを選択する
という手順になります。

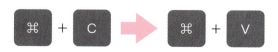

　一方、ショートカットキーを使用してコピー＆ペーストする場合は、
①オブジェクトを選択する
②⌘＋Cでコピー
③⌘＋Vでペースト
という手順となり、操作が短縮されます。

⌘ + Z　取り消す

作業中、1つ前の操作に戻りたい時に使用します。⌘＋Zキーを押した回数だけさかのぼって取り消すことができます。

shift + ⌘ + Z　取り消しコマンドを取り消す

⌘＋Zによるコマンドをやり直すことができます。「取り消す」をし過ぎてさかのぼりすぎた場合に使用します。

⌘ + C　コピー

オブジェクトをコピーします。オブジェクト以外にも選択できるものはほとんどコピーできるので、Keynote以外でもフォルダやデータのコピーなどにも使用します。また、アプリケーション間をまたいで使用できるので、他のアプリケーションで使用した写真をコピーしてKeynoteに貼り付けたりすることも可能です。

⌘ + V　ペースト

コピーとは対になるコマンドです。コピーしたものをペースト（貼り付ける）ことができます。

⌘ + D　複製

コピー＆ペーストを同時に行うことができます。ただしコピー＆ペーストとは違い、その場に複製するので、アプリケーション間をまたいで使用はできません。同一スライドページ内で同じオブジェクトをもう1つ出したい時などに使用します。後述するChapterのシェーマ作りにおいては、もっとも使用するショートカットの1つです。

⌘ + F　検索

テキストを検索することができます。⌘＋Fキーを入力すると、以下のような検索ウィンドウが表示されますので、検索したいテキストを入力します。本機能は、Keynoteだけでなく特にインターネット検索や論文中の文字検索でも使用します。

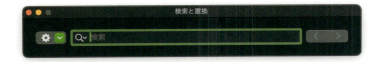

shift + control + ⌘ + 3　スクリーンショットと同時にコピー

もしくは (4)　※3は全画面　4は選択範囲のスクリーンショット

　インターネットの画像などの取得にスクリーンショットを使用している方は多いと思います。Keynote使用時にスクリーンショットをするということは、Keynoteに貼り付けたい場合がほとんどではないでしょうか。（画像の著作権にはくれぐれも注意しましょう！）

　スクリーンショット画像は、shift＋⌘＋3キーでデスクトップ（スクリーンショットの保存先は設定でフォルダ指定することもできます）に保存されます。その後、デスクトップからドラッグ＆ドロップでKeynoteに貼り付けるか、コピー＆ペーストでKeynoteに貼り付けます。

　デスクトップに残ったスクリーンショットのデータが不要な場合は、都度消去する必要があります。しかし、shift＋control＋⌘＋3キーでスクリーンショットを行うと、画像のコピーも同時に行えます。そのままKeynote上で画像を貼り付けることができますし、スクリーンショット画像を消去する手間も省け時間短縮になります。なお、スクリーンショットデータを残しておきたい場合には不向きですので注意しましょう。

shift + ⌘ + L　オブジェクトリストの表示・非表示

　オブジェクトリストは、スライド上のオブジェクトを一覧で表示することができます。オブジェクトの前後関係（レイヤー）が上から順に表示されるため、複雑なスライドやシェーマで重宝します。ただしリストを表示させるぶん、作業スペースを圧迫しますので、画面が大きくないMacで作業する場合は、本ショートカットキーで出し入れしましょう。

POINT

　ショートカットキーはたくさんありますが、覚えるのはたいへんです。インターネットで検索すると、本書で紹介したもの以外にもたくさん見つかりますので、便利だと思うものを習得すると良いでしょう。また、ウィンドウ中にショートカットキーが表示されているものもあります。

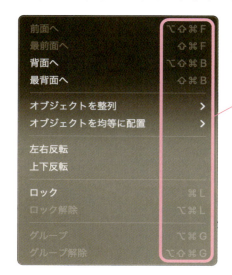

ショートカットキーの
コマンドが表示される

　スライド作りはたいへんな作業ですが、作業自体に時間をかけてしまっては肝心の内容を吟味する時間が不足してしまいます。より良いスライドを作成するために、ショートカットキーを使用して作業時間を短縮しましょう！

知っておくと便利なショートカットキー一覧

⌘＋R	ルーラ表示・非表示
shift ＋ option ＋⌘＋P	ペンツールで描画
⌘＋ option ＋P	スライドショー再生
⌘＋ option ＋G	グループ化
⌘＋ option ＋ shift ＋G	グループ化解除
⌘＋Z	取り消す
shift ＋⌘＋Z	取り消しコマンドを取り消す
⌘＋X	カット（コピーしてコピー元を消す）
⌘＋C	コピー
⌘＋V	ペースト
⌘＋D	複製
⌘＋A	すべてを選択
⌘＋F	テキスト検索
⌘＋ shift ＋3	全画面スクリーンショット
⌘＋ shift ＋ control ＋3	全画面スクリーンショットと同時にコピー
⌘＋ shift ＋4	選択範囲スクリーンショット
⌘＋ shift ＋ control ＋4	選択範囲スクリーンショットと同時にコピー
⌘＋ shift ＋5	スクリーンショット・画面キャプチャの起動
⌘＋W	ウィンドウを閉じる
⌘＋Q	アプリケーションを終了
⌘＋P	プリントする
shift ＋⌘＋L	オブジェクトリストの表示・非表示

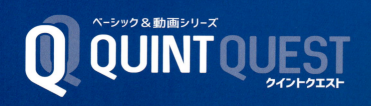
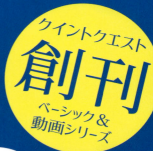

ベーシック＆動画シリーズ
QUINT QUEST
クイントクエスト

クイントクエスト
創刊
ベーシック＆動画シリーズ

とことん IOS

見て学ぶ
誰でも速くキレイに撮れる
口腔内スキャナー

動画36本！

著　窪田 努・歯科医師　　片野 潤・歯科技工士

ベーシック＆動画シリーズのクイントクエスト新創刊！

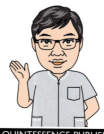

1テーマを深掘りし，若手，初心者〜中級者まで，
見て学ぶことができる待望のシリーズ！
医局に1冊置いておきたいQUINTQUEST
第一弾は『とことんIOS』

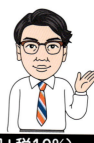

QUINTESSENCE PUBLISHING 日本

●サイズ:A4判　●178ページ　●定価6,930円（本体6,300円+税10%）

クインテッセンス出版株式会社

〒113-0033　東京都文京区本郷3丁目2番6号　クイントハウスビル

Chapter4
テキスト入力入門
最低限でOK

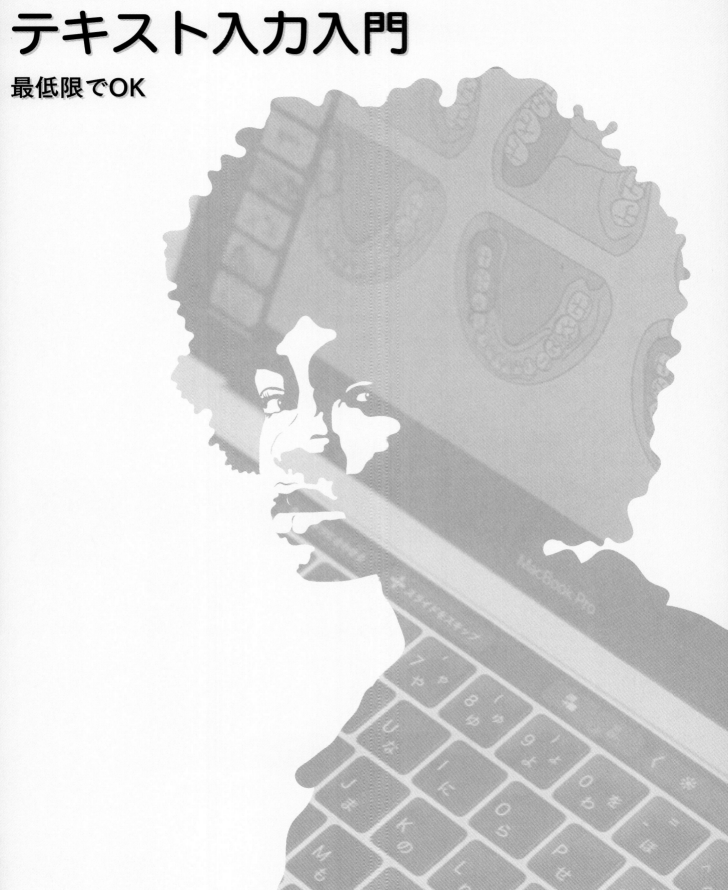

Chapter4 テキスト入力入門

SUMMARY

歯科のプレゼンを作成する場合、テキストは入力できれば十分です。ただし、見やすいスライドを作成するためには、フォントや文字サイズ、色にはこだわりましょう。また、テキストのアップデートは使いこなせば便利な機能ですが、最初は扱いにくい面もあるので慣れてきた段階で使用するのが良いでしょう。

テキストだらけのスライドは避ける

　歯科のプレゼンにおいて、テキストは内容を理解するうえで重要ですが、テキストだらけのスライドはあまり好まれません。また、テキスト系のショートカットや時短テクニックもたくさん存在しますので覚えておくと便利ですが、最低限のテキスト入力ができれば問題ありません。ただし、見やすいスライドを作成するためにはフォントや文字サイズ、色づかいにはこだわると良いでしょう。フォントの中にはデザイン性の高いものもありますので、会場の広さやスクリーンサイズなども考慮して見やすいフォントを選択することが大切です。ぜひ、お気に入りのフォントを探してみてください。

Lesson 1 テキストを入力する

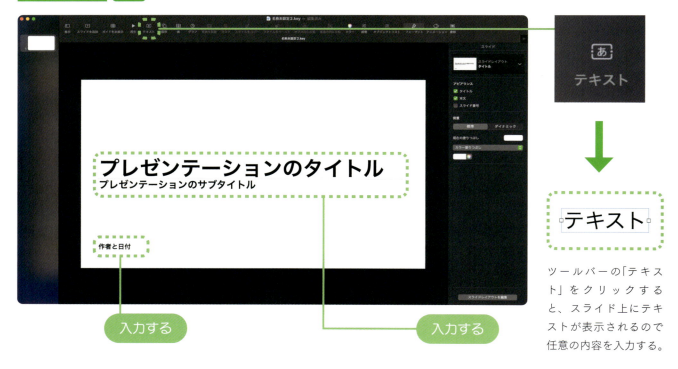

ツールバーの「テキスト」をクリックすると、スライド上にテキストが表示されるので任意の内容を入力する。

テンプレートには、あらかじめタイトルやキャプションなどの配置が設定されていて、テキストを入力するだけでフォントやサイズを変更する必要がありません。テンプレートや白紙スライドにテキストを追加で入力したい場合には、ツールバーの「テキスト」を選択すると、スライド上にテキストが表示されるので、任意の内容を入力します。

　テンプレートには、テキストを入力する方法と白紙のスライドにツールバーからテキストを選択して入力を行う方法があります。どちらか使いやすい方を選んでください。

Lesson 2　テキストのフォントやサイズ、色を変更する

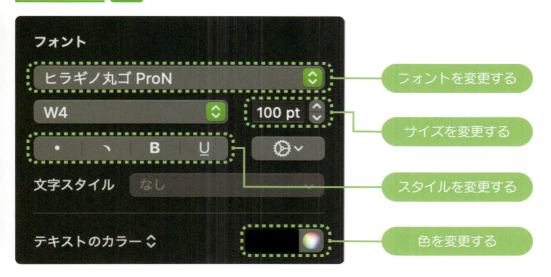

　テキストを選択した状態で、フォーマットからテキストのフォントやサイズ、色などの変更ができます。デフォルトの状態でもいろいろなフォントがありますので、お好みのフォントを選択してください。

Advance

インターネットで「Mac フォント」と検索するとフォントの追加もできますが、著作権などには十分注意して使用する必要があります。商用利用OKなどの著作権は確認しましょう。

Lesson 3　テキストをアップデートする

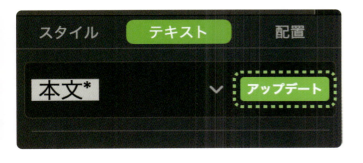

　テキストを選択し、使用したいフォント、サイズ、色などを変更したら、フォーマット・テキストの部分にアップデートが表示されます。

　アップデートをクリックすると、現行のフォント、サイズ、色などがテキストのデフォルトに設定されます。あとから変更することも可能です。

27

「テキストのアップデート」は、テキスト入力をする際にデフォルトの文字サイズ、色、フォントなどあらかじめ決めておきたい場合や、作成途中のスライドや過去のスライドのフォントを一括で変更したい場合に使用します。使いこなせば便利な機能ですが、無理に使う必要はありません。

ただし、同スライド内のテキストがすべて変更されてしまうため、変更したくない部分も変わることがありますので注意が必要です。

過去のスライドからコピー＆ペーストしたテキストを現在のスライドに合わせたい場合は、Chapter1で説明したスタイルのコピー＆ペーストの方が確実です。また「タイトル」「キャプション」など種類毎にも登録できるので、テキストが多めのスライドを作成する場合には、設定すると良いでしょう。

Advance

テキストのフォントやサイズ・色を決めておきたい場合は、好みのテキストを好みの設定にした後にフォーマット→詳細→「デフォルトのテキストボックスのアピアランスとして設定」を選択する方法もあります。これはかなり重宝するので、ぜひ試してみてください。

テキストのフォントによる印象の違い例

ヒラギノ丸ゴProN　こんにちは。本書ではKeynoteの解説をしています。

人気の高いフォントです。視認性も高く、柔らかい雰囲気もでるのでプレゼントだけでなく患者さん説明用の資料などにも使いやすいです。

ヒラギノ角ゴシック　こんにちは。本書ではKeynoteの解説をしています。

丸ゴシック同様に人気のフォントです。スクリーンサイズを問わず視認性が高く、使いやすいです。

筑紫B丸ゴシック　こんにちは。本書ではKeynoteの解説をしています。

カジュアルで親しみやすい雰囲気のあるフォントです。ヒラギノ丸ゴシックに比べればやや洗練された印象で、特にローマ字表記はそれだけでも十分デザインになります。

凸版文久明朝　こんにちは。本書ではKeynoteの解説をしています。

しっかりとした明朝体のフォントでフォーマルな印象と高級感があります。長いテキストになると、やや視認性が落ちるように思います。スライドの表紙などに使えば、きちっとした印象を与えることができます。

青柳隷書　こんにちは。本書ではKeynoteの解説をしています。

和風なフォントです。本文テキストに使用すると視認性は良くありません。しかしフォント自体がデザイン性が高いので、スライド表紙や項目のタイトルなどに使うと目線の誘導ができて良いでしょう。

Chapter5
写真編集入門
プレゼンは写真が命

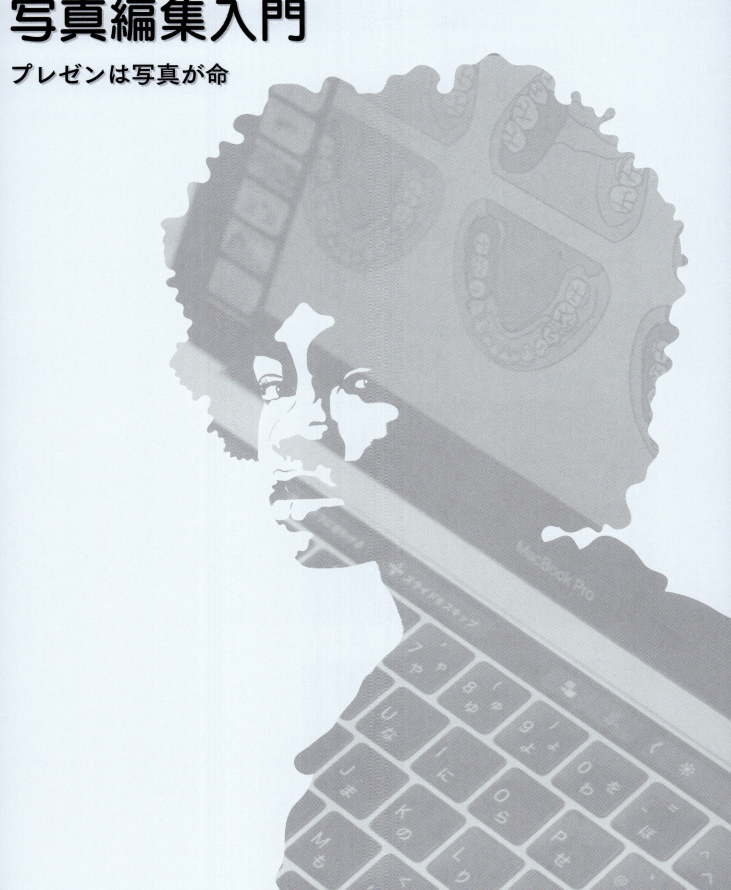

Chapter5 写真編集入門

 SUMMARY

臨床系のプレゼンでは、特に写真が見やすいことが重要です。プレゼンを作成する際には、マスク機能を使用してさらに見やすい写真に編集しましょう。特に規格性が大事な写真では、目分量ではなくルーラを活用して正確に編集しましょう。

写真を編集して見やすくする

歯科のプレゼンの中では、特に臨床系のプレゼンにおいて臨床写真が大事な要素になると思います。写真の拡大・縮小はもちろん、角度の修正やトリミング（Keynoteではマスクと表現します）、簡単な色合いの修正もKeynoteで行うことができます。とはいえ、本来は編集の必要のない規格写真を撮影することが理想ですが、そのような口腔内写真の撮影法は良書が多くありますので、そちらを参考にしてください。

Lesson 1 画像のサイズを調整する

解説動画はこちら

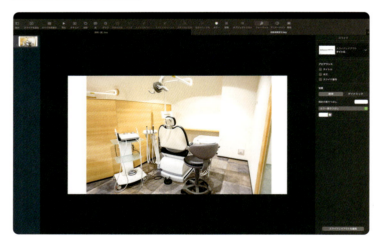

まずは、スライドに使用したい画像をドラッグ＆ドロップでKeynote上に貼り付けます。貼り付けた画像は、Keynoteで自動的にサイズ変換されます。

Chapter2のLesson 3（P15参照）のように拡大・縮小したい写真を選択し、ドラッグ＆ドロップで拡大縮小を行います。中心をずらさずに拡大・縮小したい場合は、optionキーを押しながら行います。

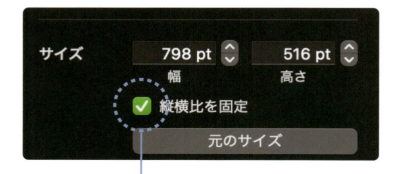
チェックを入れる

通常、画像は縦横比が固定されています。拡大・縮小した際に縦横比が変わってしまう場合は「フォーマット」→「配置」の順に確認し、「縦横比を固定」にチェックを入れましょう。逆に縦横比を変更したい場合は、チェックを外します。

Lesson 2 画像の角度を修正する

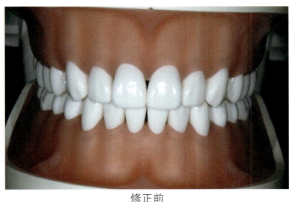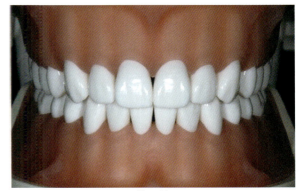

修正前　　　　　　　　　　　　　　　　　　　　　修正後

　口腔内写真を確認すると、少し斜めに撮影してしていた……という経験はだれしもあると思います。そのような時は「マスク」機能を活用して修正しましょう。右写真は、マスク機能を使用して斜めに撮った写真の角度を修正したものです。

Lesson 2-1 マスクできる状態にする

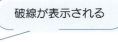
破線が表示される

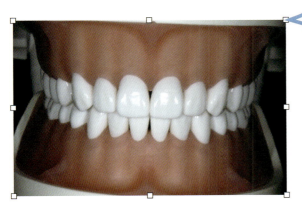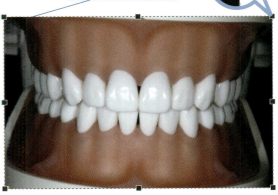

ダブルクリック

　画像を選択してツールバーの「マスク」をクリックします。もしくはマスクしたい画像をダブルクリックします（こちらがオススメです）。画像選択中を示す□ポイントが■ポイントに変わり、画像全周に破線が表示されています。この状態は画像の表示範囲を表しています。■ポイントをドラッグすると、元画像の大きさは変えずに表示範囲（マスク）を変更することができます。

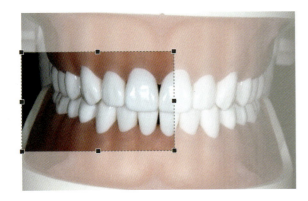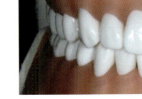

マスク

　マスクした状態で再度ダブルクリックをすると、マスクされてない元画像が表示されます。なお、マスクした部分の元画像は消えるわけではありません。再度マスクすることで調整が可能です。

Lesson 2-2 マスク内の画像の角度を修正する

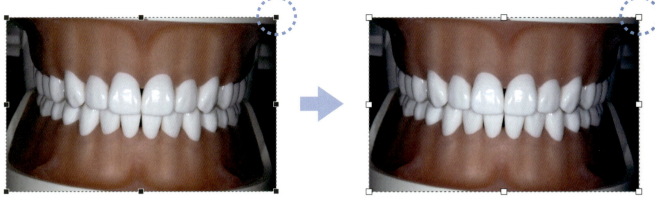

　次に、角度の調整と組み合わせて写真の修正をしていきましょう。マスクできる状態（■＋破線）にしたら、そこからさらに画像をワンクリックしてみましょう。すると「□＋破線」という状態になります。

　「□＋破線」はマスク（表示範囲）は変えず、マスク内の画像の大きさや角度を変更することができる状態です。この状態で画像の角度を変更します。□を⌘キーを押しながらドラッグします（Chapter2のP15を参照）。

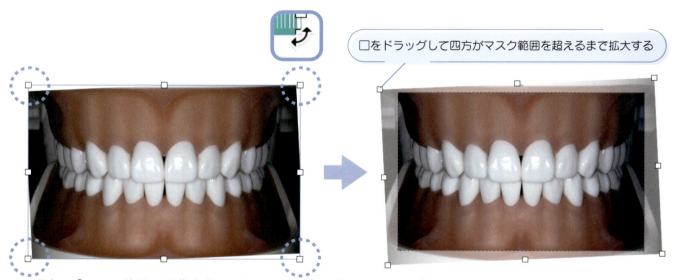

　最初は「マスク範囲＝画像全体」ですから、角度を修正すると必ず四方に空白部分ができ、画像が四角形ではなくなってしまうのでマスク内で拡大を行います。空白部分をなくすためには、□をドラッグして四方がマスク範囲を超えるまで拡大すればOKです。

POINT

　マスクで画像の角度を修正すると、オリジナルの写真よりも拡大した状態になります。歯科の口腔内写真においては規格性が大切です。
　角度や大きさの修正の必要ない写真を撮影することが重要なのはいうまでもありませんが、写真撮影の初心者の場合は本来よりも少し広い範囲で撮影し、後に修正する余白を考慮しておくのも良いかもしれません。また、自分で撮影した写真の角度を修正することも、自分の写真撮影の癖を知る良い機会になります。

Lesson 3 ルーラを活用する

解説動画はこちら

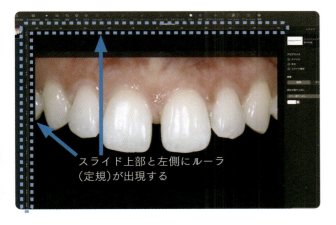

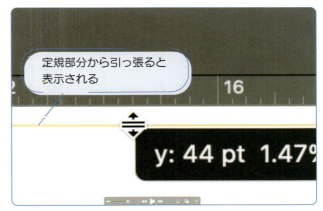

定規部分から引っ張ると表示される

スライド上部と左側にルーラ（定規）が出現する

修正は目分量でも可能ですが、もう少し効率良く正確に行いたい場合は「ルーラ」を活用します。ルーラ（定規）はツールバーあるいは、ショートカットキーの⌘＋Rで表示させます。

上部・左側のルーラ部分からドラッグ＆ドロップすると、黄色い線が出現します。水平垂直の線なので画像の角度を修正する場合などに便利です。

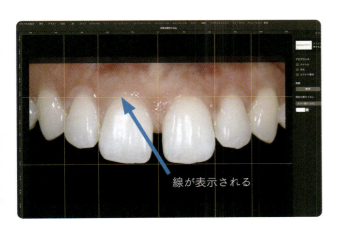

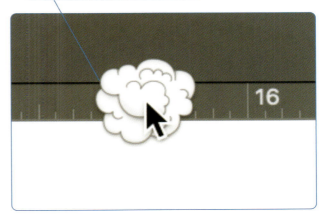

不要になった線はスライド外に移動させると消去できる

線が表示される

不必要になったルーラは、スライド外にドラッグ＆ドロップすると削除できます。写真の正確な角度調整だけでなく、歯軸の確認などの診断にも活用できます。

Advance

ルーラの色は、Keynoteの環境設定から変更することができます。スライドの背景や使用している画像などによっては、視認性を高めるために色を変更すると作業を効率的に進めることができます。

Lesson 3-1 ルーラを活用して写真を調整する

　症例の治療前後の写真を表示したい時などに、どちらか一方を基準にしてもう一方を調整します。そのような時にもルーラを活用すると便利です。

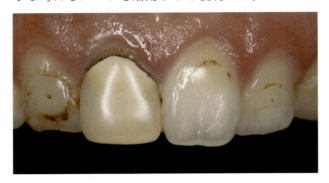 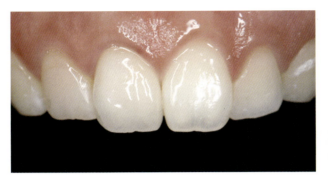

修正前の写真です。治療前後で撮影の範囲も角度も異なり、比較しづらい印象を受けます。

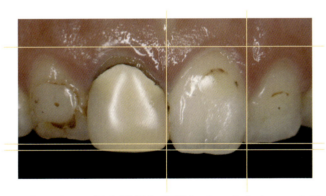 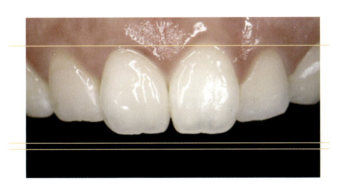

　そこでルーラを活用し調整していきます。この場合は治療前の写真を基準にしているので、形態の変わっていない|1の切端、歯冠幅径にルーラを合わせます。ルーラを元に、治療後の写真を拡大・角度調整で修正していきます。

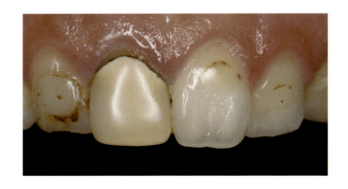 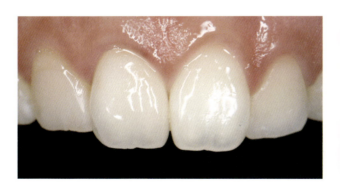

修正後の写真です。修正前と比べてとても見やすくなりました。

POINT

　画像の大きさや縦横比がバラバラで、統一されていないものが並んでいるプレゼンは非常に違和感があります。自動で大きさや位置のガイドが表示されますが、それでもずれている場合があるのでフォーマットの配置から、画像のサイズ・位置は必ず確認しましょう。

Lesson 4 好みの図形で画像をマスクする

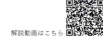
解説動画はこちら

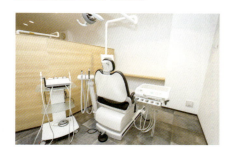 + 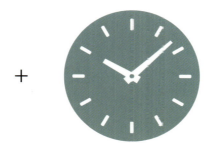 =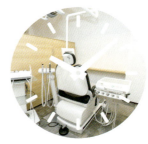

　マスクの本来の機能は、画像の角度の修正ではありません。好みの図形で写真をマスクすることができます。図形でマスクを行う方法は、元画像とマスクしたい形の図形を任意の場所で重ね合わせて両方を選択し、ツールバーの「マスク」をクリックします。ツールバーのカスタマイズはChapter1のLesson3（P10）を参照してください。もちろん、自作の図形でもマスクできます。Chapter6で詳しく解説する作画ができるようになったらぜひチャレンジしてみましょう。

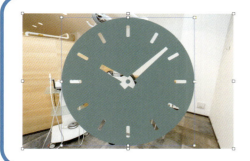
マスクしたい形の図形と画像を重ねて両方を選択し、ツールバーの「マスク」を選択します。
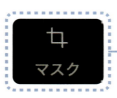
選択する

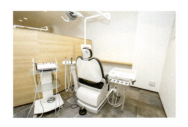 + 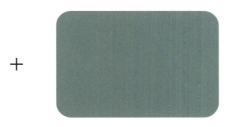 =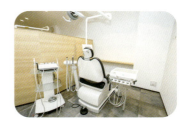

　角に丸みのある四角形でマスクするだけでも印象は大きく変わります。フォントとの組み合わせなども考慮し、写真の見せ方も工夫してみてはいかがでしょうか。

POINT

　マスクに使用する図形は、1つのオブジェクトである必要があります。重ねて作画した図形はグループ化したとしても、マスクは適応できませんので注意が必要です。グループ化した図形は、あくまでも複数のオブジェクトの集合であり、1つのオブジェクトとしては認識されません。

Lesson 5　写真を加工して治療のシミュレーションを行う

　治療のシミュレーションを行う際に、模型上のワックスアップやデジタル上で治療計画を立案すると思います。症例は限られますが、Keynoteでも患者説明用のシミュレーションを行うことができます。

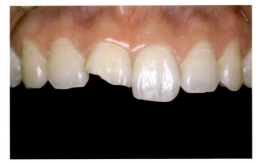
初診時。外傷による 1| の破折

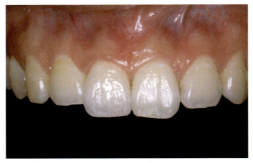
治療終了時。 1| の修復

　たとえば、上写真の患者さんの場合、外傷の破折による歯をオールセラミッククラウンで修復しましたが、治療終了までには治療回数と日数が必要となります。

　次ページで解説する写真を加工して治療のシミュレーションを行うことで、早期に治療後のイメージを患者さんと共有することができます。ただし、咬合関係によってはイメージどおりにならないこともあるので、加工前の診断が重要になるのは言うまでもありません。

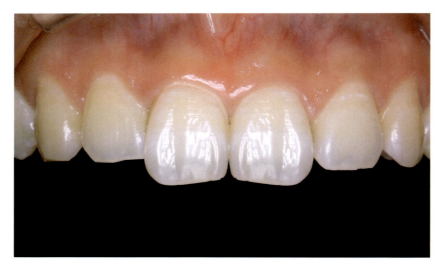

　|1 の形で写真をマスク処理を行い、反転させたものを元の写真の破折している 1| の上に重ねたものです。写真を撮影し、Keynote上で作業するだけなので費用もかかりませんし、慣れれば5分ほどで作業を完了することができます。コンサルテーションの際には、類似症例を提示し説明することも大事ですが、実際の患者さんの写真を使用するので、よりイメージを共有してもらいやすくなります。

> **POINT**
> 　写真の加工による治療シミュレーションは2次元で行いますので、診断用ワックスアップやデジタル上での作業のように3次元的な咬合関係などはわかりません。あくまでもイメージを患者さんと共有するためのツールになります。

解説動画はこちら

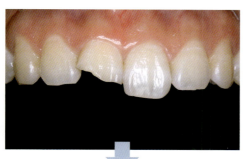

加工前の写真です。この症例の場合は|1をマスクして_1|に貼り付けてイメージ写真を作成するので、マスク用に写真を1枚複製する必要があります。

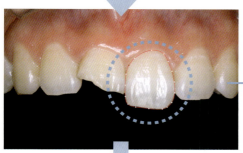

トレースする

|1をマスクするために図形を作成します。ペンツールを使用して|1をトレースします(トレース方法はChapter 6 を参照)。

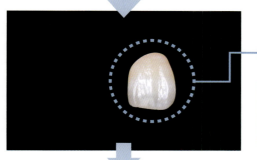

マスクが適用される

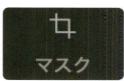

|1をトレースした図形と写真を同時に選択し、カスタマイズしたツールバーのマスクを選択します。

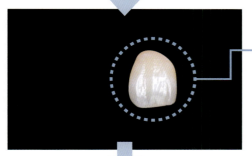

水平方向に反転させる

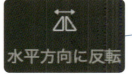

ツールバーにない場合は、カスタマイズする(Chapter1を参照)

マスク後にツールバーの写真を反転をクリックし、写真を反転させます。

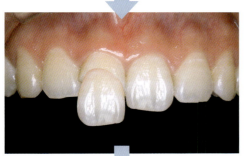

|1をマスクして作成した写真を元の写真の_1|に重ね合わせます。

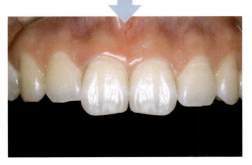

位置を微調整してイメージ写真を完成させます。

Chapter5 写真編集入門

成功例・失敗例で学ぶ
規格性のある口腔内写真撮影講座

須呂剛士 著

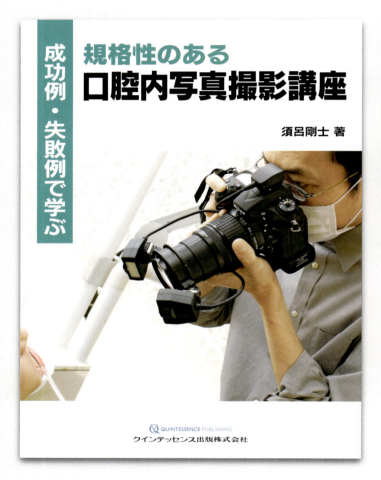

CONTENTS

- Lesson1　口腔内写真の規格性とは
- Lesson2　基本的な撮影用語
- Lesson3　カメラシステム
- Lesson4　口角鈎の使い方とミラーに求められる条件
- Lesson5　撮影を始める前に
- Lesson6　部位別撮影編
- Lesson7　シェードテイキング

規格性のある口腔内写真撮影を行うには，理屈だけでなく実際に手を動かし，繰り返し練習することが欠かせない．本書は基本的な写真用語の解説はもちろん，部位別の撮影手順やそのコツをときに成功例・失敗例の○×形式でレクチャー．さらに，歯冠修復に欠かせないシェード写真の撮影法に至るまで，知識と実践の両方がバランスよく学べるレッスン書．また図の一点一点が大きく，見やすさを重視したレイアウトも類書にない魅力．

河原英雄先生 推薦!!

「口腔内写真撮影時における患者さんの苦痛を少しでも軽減し，快くご協力いただくための物理的な工夫や心理的な配慮点が，随所に記載されている」（「推薦の言葉」より）

●サイズ:A4判変型　●144ページ　●定価8,580円（本体7,800円+税10%）

クインテッセンス出版株式会社

〒113-0033　東京都文京区本郷3丁目2番6号　クイントハウスビル

Chapter6
作画・トレース入門
絵心なくても大丈夫

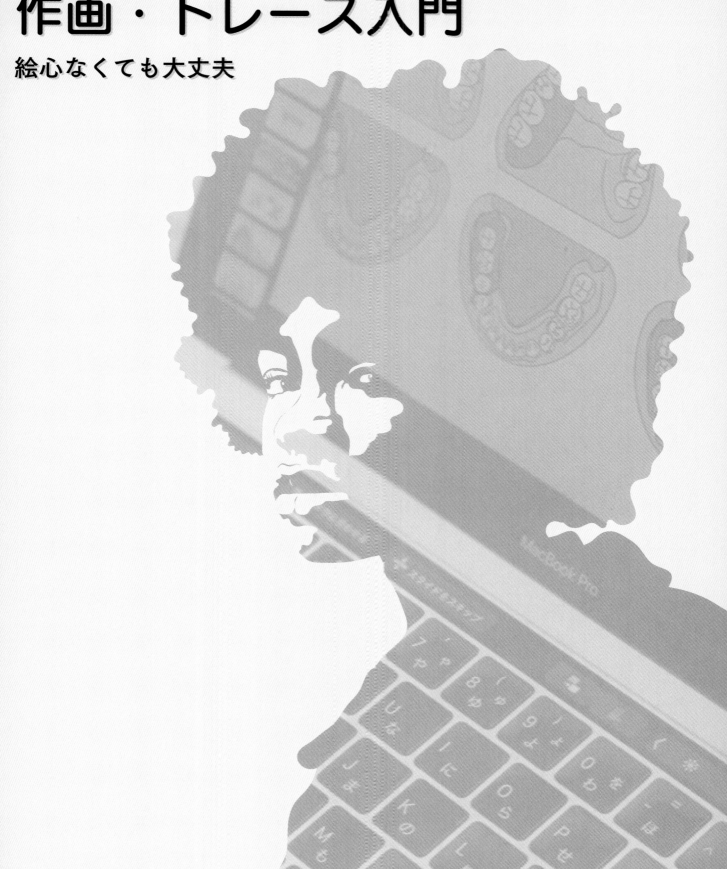

Chapter6 作画トレース入門

SUMMARY

シェーマ作成の第一歩はトレースからです。トレースができれば作画は可能です。まずは簡単な写真や図形のトレースから始めましょう。トレースの初期段階では大雑把にポイントを設置しましょう。オブジェクトリストを表示させると作業がしやすくなります。

シェーマ作りの第一歩はトレースから

解説動画はこちら

　シェーマ・イラストを作図する際、「絵心がないと無理かなぁ……」と諦める人は多いと思いますが、その心配はありません。歯を描きたければ歯の写真、歯科用器具を描きたければその写真を用意してください。元ネタの写真や画像をなぞって描くことをトレースといい、時間をかければだれでも描けます。必要なのは絵心ではなく本Chapterで解説する操作方法の理解、そして根気です。

　iPadのiOS版のKeynoteでは、ApplePencilを用いて手描きでシェーマを作成することができます。非常に便利で魅力的なツールですが、手描きであるがゆえに絵心が必要となります。まずは本Chapterでトレースによる基本的な作画を習得することをお勧めします。

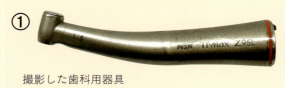

① 撮影した歯科用器具　なるべく描きやすい写真を用意します。今回使用する写真は、当院で日常的に使用している5倍速コントラです。

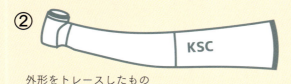

② 外形をトレースしたもの　①をトレースしたシェーマです。シンプルなので線の太さと色にこだわると良いでしょう。

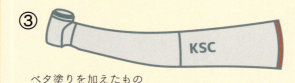

③ ベタ塗りを加えたもの　②にベタ塗りの色づけを施した状態です。シェーマとしてはこの程度シンプルな方が使いやすいですし、プレゼン時に使用するシェーマとしては十分です。

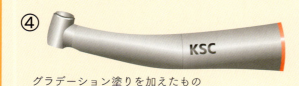

④ グラデーション塗りを加えたもの　グラデーション塗りを施した状態です。Keynoteだけでもある程度リアルな色彩表現ができます。塗りについてはChapter7を参照してください。

トレース前にKeynoteの設定を確認する

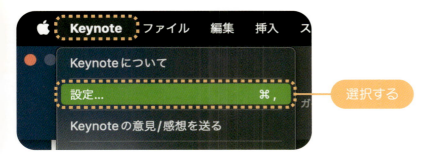

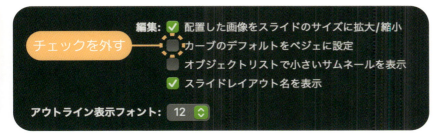

　メニューバーのKeynoteから「設定」を選択します。次に、「カーブのデフォルトをベジェに設定」のチェックを外します。ベジェはプロ仕様のデザインソフトにも採用されており、複雑で滑らかな曲線を描くのに最適ですが、熟練を必要とするため本書では使用しません。著者自身、普段ほとんど使用することはありません。

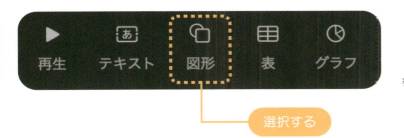

　設定が終わったら上部ツールバーの「図形」を選択します。

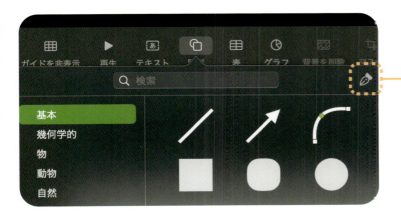

　「図形」を開き、画面右上にあるペンのアイコン（ペンツール）を選択します。ショートカットキー（shift + option + ⌘ + P）を覚えておくと便利です。

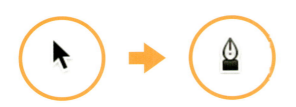

　カーソルが矢印からペンのアイコンに変更されたら準備OKです。

Lesson 1 直線を描く

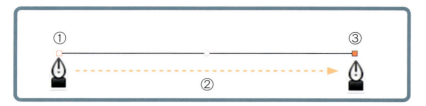

①ペンツールで描き始めたい場所（始点）で一度クリック
②カーソルを動かすと線が描ける（クリックしたままドラッグすると曲線になるので注意）
③終了したい場所（終点）でダブルクリック（もしくはreturnキー）

Lesson 2 90度曲がった線を描く

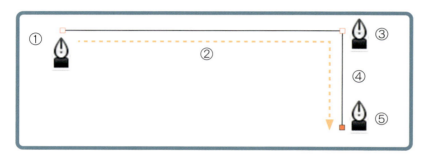

①ペンツールで描き始めたい場所（始点）で一度クリック
②カーソルを動かすと線が描ける
③再度ワンクリック
④さらにカーソルを動かして線を描く
⑤終了したい場所（終点）でダブルクリック（もしくはreturnキー）

Lesson 3 線を囲んで図形にする

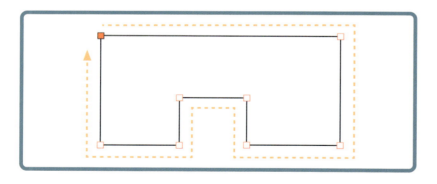

同じことを繰り返して始点まで戻り、始点と終点を一致させる（閉じる）と線で囲まれた図形となります。

POINT

　線を描く際に、フリーハンドでは水平・垂直を保つのが困難です。そこで、shiftキーを押しながら線を描くと0度、45度、90度といったようにカーソルの動きに規制をかけることができ、水平・垂直の線を描きやすくなります。ペンツールはリズムに乗って線を描きましょう。

クリック→引っ張る→クリック→引っ張る

　Lesson 1の②で解説したように、クリックしたまま線を引っ張る、つまりドラッグすると曲線になります。慣れが必要なテクニックのため、まずはドラッグせずに線を描いてみましょう。

POINT

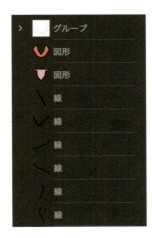

オブジェクトリストを活用する

　シェーマは、細かいオブジェクトの集合体ですので、オブジェクトリストの表示が必須になります。ツールバーに設定しておくこともできますが、ショートカットキー（shift＋⌘＋L）で表示することができます。

　スライド上のオブジェクトが一覧表示され、前後関係（レイヤー）が上から順番に表示されます。手前のオブジェクトは触らずに背面にあるオブジェクトのみを選択したい場合などに、リストから直接選択することができます。

　シェーマが複雑になるほど、このリストを活用すると効率良く作業できます。リストを表示すると画面の作業スペースが狭くなりますので、必要に応じて表示しながら活用するのがよいでしょう。

Lesson 4　図形の形を調整する

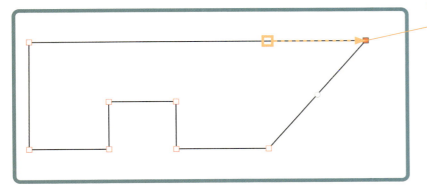

クリックした□のポイント（シャープポイント）をドラッグすることで、図形を調整することができます。

Lesson 5　シャープポイントとスムーズポイントを切り替える

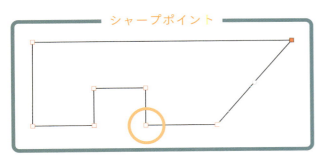
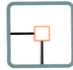

デフォルトのポイント。まずシャープポイントで図形を描いて行きます。

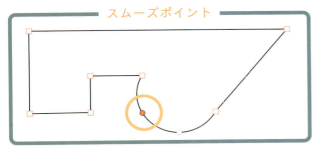

曲線にしたい場合に使用します。ポイントをダブルクリックすることで、シャープポイントとスムーズポイントの切り替えを行います。

Lesson 6 ポイントを増やして図形を調整する

解説動画はこちら

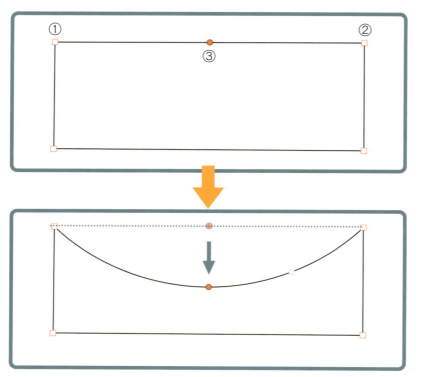

　ポイントとポイントの中点には、新たなポイントが出現します。新たなポイント動かして図形を調整することが可能です。

　①と②の中点付近にカーソルを合わせると、③が出現します。デフォルトではスムーズポイントが出現しますが、⌘キーを押しながら中点にカーソルを合わせると、シャープポイントを出現させることも可能です。

　Lesson 4 で解説したように、新たに出現した中点のポイントをドラッグすることで、図形を変形させることができます。

Advance

　ポイント間の中点に新たなポイントを出現させるのが基本です。optionキーを押しながらポイント間の任意の場所にカーソルを合わせると、その場所にスムーズポイントを出現させることもできます。さらにoption＋⌘キーを押しながら選択すると、シャープポイントで追加することが可能です。

coffee break

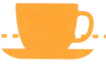

トラックパッド派？マウス派？

　Keynote使用の際にマウスを使用するか？トラックパッドを使用するか？という質問をよく受けます。もちろん使い勝手が良い方を選ぶことが望ましいですが、著者はトラックパッド派です。マウスも持ってはいますが、まったく使用していません。「慣れ」がいちばんの理由です。

　著者はショートカットキーを多用するのであれば、キーボードにより近い位置にあるトラックパッドの方が便利だと考えています。ただし、高性能マウスであれば驚くほど便利な機能を有したものもありますので、どちらの方法がすぐれているということはありません。自分にあった方法でKeynoteを使用していただければと思います。

Lesson 7-1 簡単な図形をトレースする

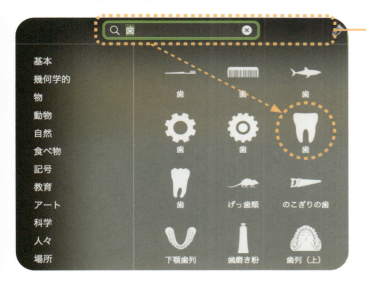

ツールバーから図形を選択し、検索バーに「歯」と入力します。歯の図形が出てきますので、ドラッグしてスライド上に出現させます。

通常は写真をトレースする機会が多いと思いますが、練習のために単純な図形をトレースしてみましょう。

Lesson 7-2 図形の拡大・縮小を行う

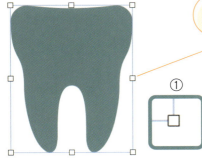

Keynoteスライド上に図形を表示させたら、トレースしやすい大きさに変更しておく。Chapter2・Lesson3の復習になります

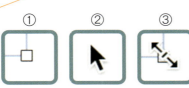

①図形を選択し、任意の□にカーソルを合わせます。□にカーソルを合わせると、②のカーソルが③のように変化します。その状態でドラッグして拡大・縮小を行います。

POINT

図形・写真を拡大縮小する時に、shiftキーを押しながら拡大・縮小すると「縦横比を固定」の設定にかかわらず、縦横比を固定した状態で拡大・縮小ができます。

また、optionキーを押しながら拡大・縮小を行うと、図形・写真の中心をずらさずに拡大・縮小ができます。このテクニックは写真の編集の際にも非常に役立ちますので、ぜひ覚えておきましょう。

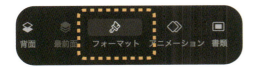

なお、図形には縦横比を固定されているものと、固定されてないものがあります。縦横比を変更したくない場合は、ツールバー「フォーマット」から「配置」の「縦横比を固定」にチェックを入れます。逆に縦横比を変更したい場合は、チェックを外します。写真や外部からの画像などは、最初から縦横比を固定にチェックが入っていますので、確認してみてください。

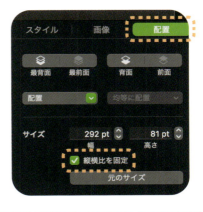

Lesson 8　まずは大雑把にトレースを行う

◯ 良い例　　　　✕ 悪い例

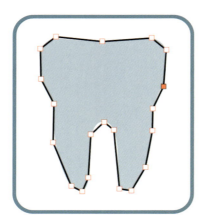
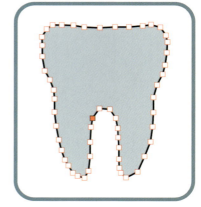

大雑把にポイントを設置　　　一見正確なトレース見えるが
　　　　　　　　　　　　　ポイントの設置が多すぎる

　初めてトレースを行う場合、より正確に細かくトレースしようと思うあまり、ポイントを多く設置してしまう傾向にあります。しかし、ポイントが多いということは、後に微調整する箇所が多いということになり、データも重くなります。元ネタから多少ずれていても構いませんので、大雑把になるべく少ない数のポイントを設置することで、後の調整作業も楽になります。トレースは最初のポイント設置は大雑把に、後に根気よく繊細に調整する！がコツです。

Lesson 9　微調整して完成させる

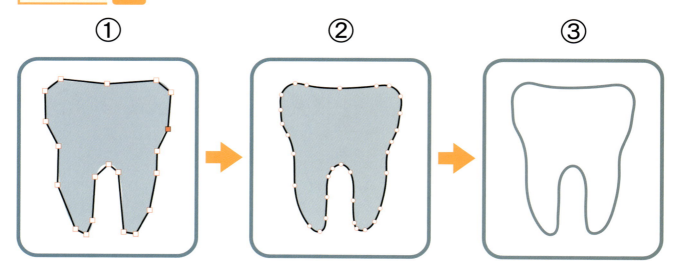

①大雑把にポイントを設置した状態。
②シャープポイントをスムーズポイントに変更しながら位置を調整。
　ポイント間の中点に新たに出現するポイントも、必要に応じて元ネタ図形に合うように位置を調整。
③元ネタ図形を消去して、トレースが完了した状態。

POINT

トレースの作業中に他の作業を行うなどして、ペンツールを解除してしまった場合は、作画途中の線をダブルクリック(もしくはコンテキストメニューを開いて「編集可能にする」を選択)すると、図形のポイントの□が赤色の□になるので作業を継続できます。

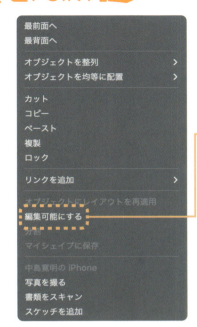

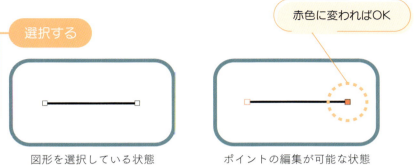

選択する / 赤色に変わればOK

図形を選択している状態 / ポイントの編集が可能な状態

線の描画中に続きを描きたい場合は、編集可能な状態にしてペンツールを選択することで、続きを描くことが可能になります。

Advance

下図のように複雑に見えるファイルのシェーマも、実はそれほど複雑ではない図形の集合になります。基本的なトレースの技術をマスターし、後は根気さえあれば必ず作成できます。

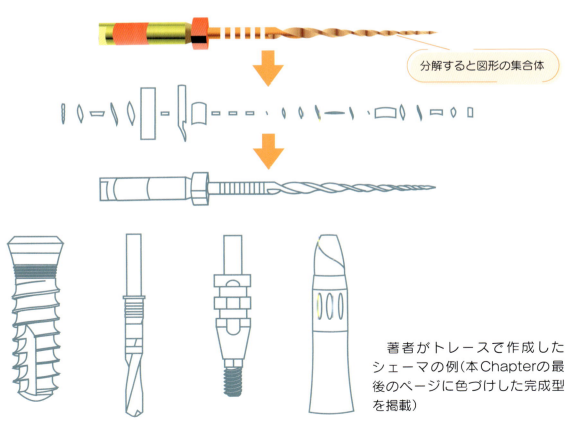

分解すると図形の集合体

著者がトレースで作成したシェーマの例(本Chapterの最後のページに色づけした完成型を掲載)

Lesson 10 写真のトレースを行う

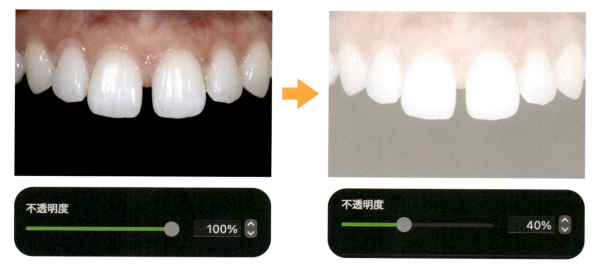

①トレースしやすい大きさに拡大します(P45のLesson7-2を参照)。
②写真をトレースする場合は、不透明度を調整するとトレースしやすくなります。
　写真にもよりますが、不透明度20〜40％に調整することが多いです。不透明度は写真を選択し、フォーマットのスタイルから調整できます。

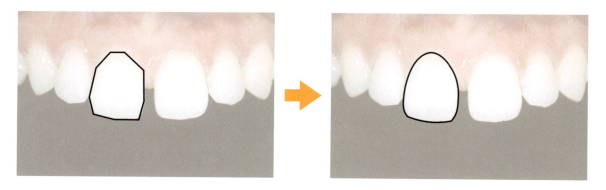

③1|をトレースします。Lesson8のように、まずは大雑把にトレースしてから微調整します。

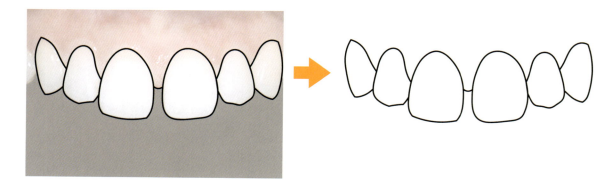

④残りの前歯もトレースした後、写真を削除するとトレースから作成したシェーマが完成しました。

シェーマの重要性

　著者の主宰するKeynote Study Clubにおいて、もっとも重要視しているのがシェーマの作成です。歯科のプレゼンにおいては、臨床写真、臨床動画、データ、テキストが主役になる思いますが、多くのプレゼンターはそれらに加えて必ずといってよいほどシェーマを利用します。

　シェーマでは、写真や動画では説明しにくい視点（断面図など）を表現できます。また写真や動画では情報量が多すぎる場合があるので、あえてシェーマにすることでよりシンプルに明確にプレゼンターの意図を伝えることができます。意図が伝わるということは、聞き手の珵解がより深まりやすいということにつながります。

　しかし、本Chapterの冒頭で述べたように、自力でシェーマを作成するのはハードルが高いと感じる人は多く、インターネットや専門書からコピーしたもの（商用利用OKを除く）をスライドで利用している場合が散見されます。そのようなシェーマは、プロのイラストレーターが作画したものが多く非常に魅力的ですが、著作権などの関係で無許可で使用することはできません。また、歯科に精通したイラストレーターは少ないので「歯頸部をもう少し」「マージン部分を」など専門的な細かい指示が伝わりにくいのも問題です。さらに、作図専門ソフトは高価な場合が多くあまりに多機能なため、取り組むにはハードルが高いと思います。しかし、KeynoteであればApple製品にはあらかじめインストールされているため、コストがかかりません。

　まずは、ご自身の臨床写真や機材の写真などをトレースしてシェーマを作るところから始めてみてください。写真に取りにくい（断面図など）場合は、手描きで描いた物を写真に撮ってトレースしてみましょう。

　歯科の専門家の我々だからこそ、表現できるわかりやすいシェーマをKeynoteを使って描くことができれば必ずプレゼンの役に立ちます。また自作のシェーマであれば著作権を気にせずに自由に使用できるのも大きな利点です。

　下図は、著者が作成し実際のプレゼンで使用したシェーマの一部です。すべてKeynoteだけで作画したものになります。

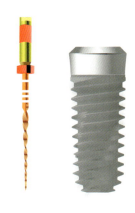
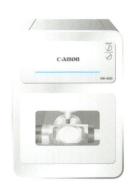
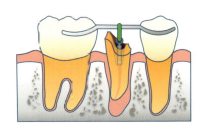
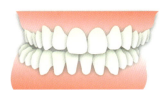
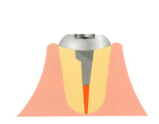
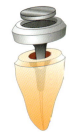
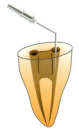
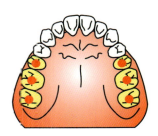
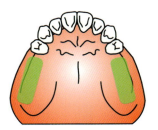

「食べる」機能が第一！

病院歯科で毎日高齢者と向き合う著者が，高齢者義歯治療に関する臨床的な知識・技術のニーズを踏まえて解説！

著 鈴木宏樹

多くの高齢者にとって必要な歯科医療は，時間をかけてしっかりきれいに治すことではなく，とにかく今「食べる」機能を取り戻すことである．超高齢社会のなか，高齢者の義歯治療を行う機会は増えているが，高齢者はさまざまな問題を抱えており，臨床対応は一筋縄ではいかない．そのようななか，病院歯科で毎日高齢者と向き合う著者が，高齢者義歯治療に関する臨床的な知識・技術のニーズを踏まえ，わかりやすく解説した実践書．

推薦の言葉
九州大学大学院歯学研究院口腔機能修復学講座
教授 古谷野 潔
「食べる」そして「生きる」ための義歯治療の実践書

推薦の言葉
ふれあい歯科ごとう代表 五島朋幸
時代の幕開け

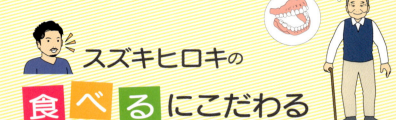

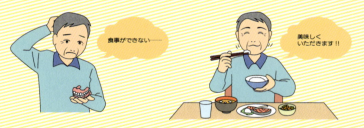

多くの高齢者にとって必要な歯科医療は？
時間をかけてしっかりきれいに治すことではなく，
とにかく今「食べる」機能を取り戻すことです！
高齢者への義歯治療は，高齢者のことを知れば知るほど，
結果が出て喜んでもらえます！

QUINTESSENCE PUBLISHING
クインテッセンス出版株式会社

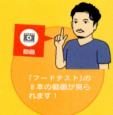

「フードテスト」の8本の動画が見られます！

CONTENTS

Chapter 1	まずは高齢者を知ろう
Chapter 2	義歯はまず噛めなければ意味がない
Chapter 3	舌の働きが大事！ 噛めても飲み込めるとは限らない！
Chapter 4	さらに食べやすい義歯にするために高齢者の義歯をイメージしよう！
Chapter 5	作って終わりではない「義歯治療」
Chapter 6	症例を通して学ぶ高齢者における義歯治療と歯科医療の重要性

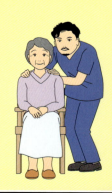

QUINTESSENCE PUBLISHING 日本　●サイズ:A4判変型　●112ページ　●定価6,930円（本体6,300円＋税10%）

クインテッセンス出版株式会社
〒113-0033　東京都文京区本郷3丁目2番6号　クイントハウスビル

Chapter7
図形カラーリング入門
プレゼンを彩ろう

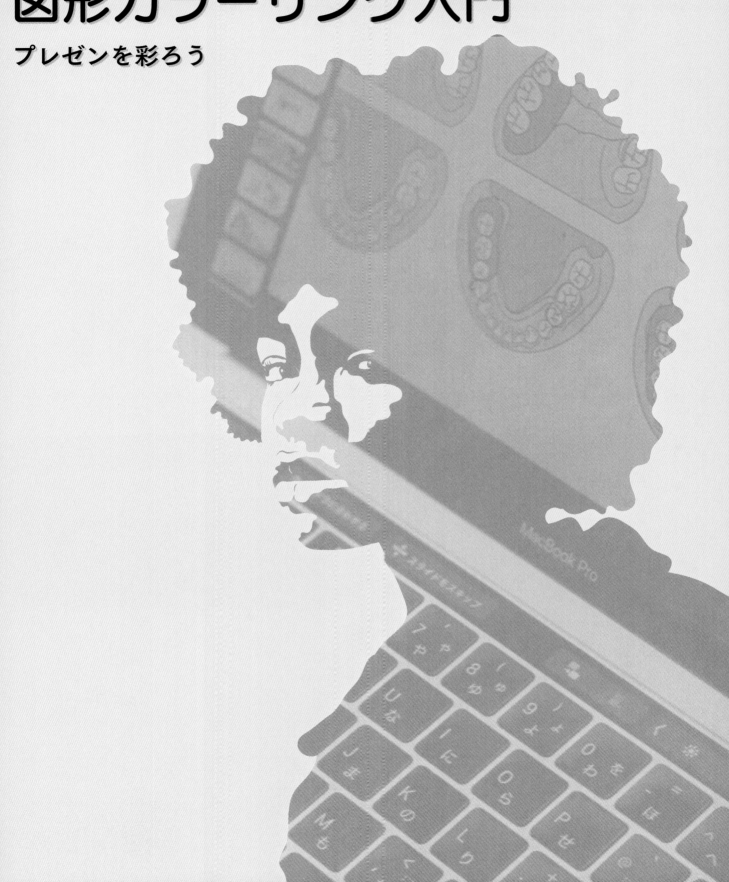

Chapter7 図形カラーリング入門

SUMMARY

カラーリングはまず、ベタ塗りの「カラー塗りつぶし」をマスターしましょう。あまりにカラフル過ぎたり奇抜な色彩にせずに、見やすい色を選ぶことがポイントです。また「グラデーションの塗りつぶし（詳細）」を使用すれば、金属などの光沢感も表現できます。

Lesson 1 基本のカラー塗りつぶしを行う

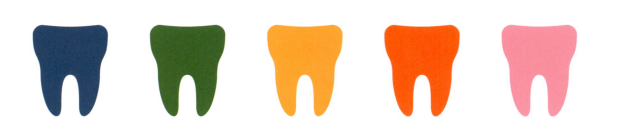

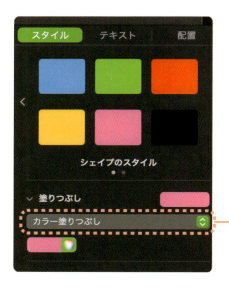

選択する

　Chapter4で描いた歯のシェーマに色を付けてみます。色を塗りたいオブジェクトを選択してフォーマットからスタイルを選択します。塗りつぶしを選択すると一覧が表示されますので、「カラー塗りつぶし」を選択します。

POINT

　ベタ塗りはカラーリングの基本です。せっかく自分で描くシェーマですので、歯は白い、歯肉はピンクといった既成概念にとらわれない大胆なカラーリングも魅力的だと思います。

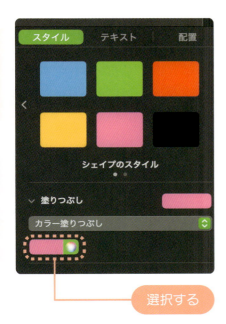
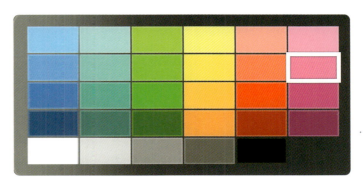

選択する

次に現在選択している色が表示されていますので、選択すると上区のようなカラーパレットが表示されます。好みの色を選択しましょう。カラーパレットはスライドのテーマによって変わります。

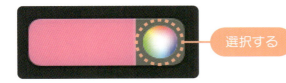

選択する

自由に色を選びたい場合は、グラデーションの球体のアイコンを選択すると、下図のように細かい色の選択ができるようになります。

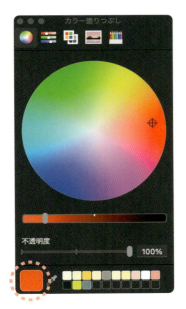
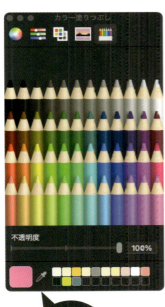
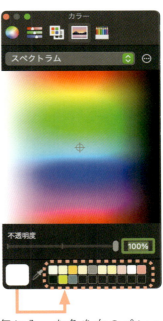

現在選択されている色が表示されます。

写真や他のオブジェクトから好きな色を抽出することができます。

気に入った色を右のパレットにドラッグすることで色の保存ができます。

Lesson 2 グラデーション塗りつぶしを行う

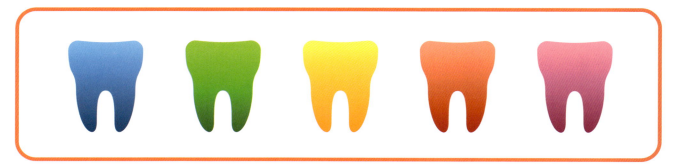

　Chapter4で描いた歯のシェーマについて「グラデーション塗りつぶし」を行います。オブジェクトをグラデーションで塗りつぶすことができます。「グラデーション塗りつぶし」には2種類あり、通常の「グラデーション塗りつぶし」と、「グラデーションの塗りつぶし（詳細）」があります。

　塗りつぶしたいオブジェクトを選択し、ツールバーの「フォーマット」→「スタイル」→「塗りつぶし」から選択することができます。

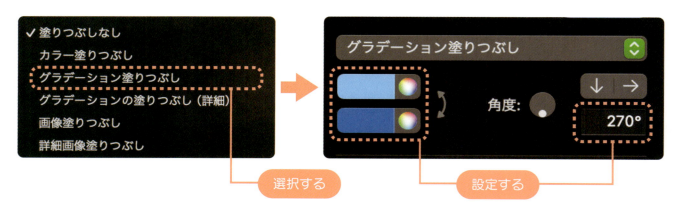

　「グラデーション塗りつぶし」を選択すると、右図のようなウィンドウが表示されます。この場合は2色でグラデーションを表現していきますので、任意の色を2つ選択します。選択する手順は、Lesson1のベタ塗りと同様です。またグラデーションの角度も変更することが可能です。

POINT

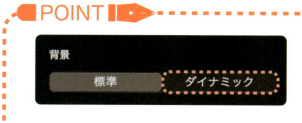

　スライドの背景にグラデーションをかけたい場合は、オブジェクトを何も選択していない状態でフォーマットから塗りつぶしを選択します。
　また、スライド背景には左図のようにダイナミック背景というモードがあり、グラデーションを動かすことができます。あまり派手すぎると見ている人も疲れますが、ここぞとアピールしたいという時には効果的かもしれません。

Lesson 3 グラデーションの塗りつぶし（詳細）を行う

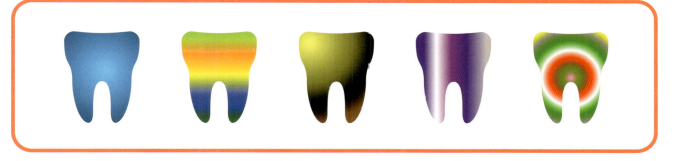

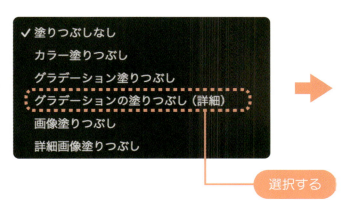

選択する

詳細にグラデーションを設定したい場合は、「グラデーションの塗りつぶし（詳細）」を選択します。

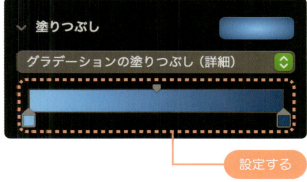

設定する

「グラデーションの塗りつぶし（詳細）」を選択すると、デフォルトでは2色のグラデーションで表示されます。

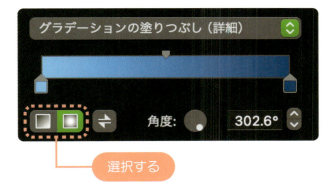

選択する

グラデーションは、直線方向だけではなく円形にすることもできます。上図のように選択することで切り替えを行うことができます。

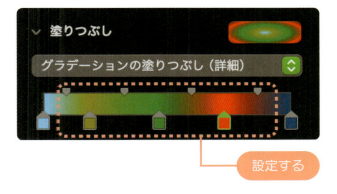

設定する

グラデーションの色を増やしたい場合は、グラデーションバーをクリックすると色を追加していくことができます。最大8色までのグラデーションを設定することができます。

また、色と色の幅も調整することができます。増やしすぎて色を減らしたい場合は、不要な色の部分を下方にドラッグ＆ドロップすると削除できます。

Lesson 4 金属感のあるカラーリングを行う

円柱
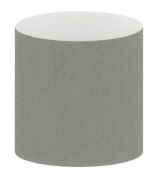

研磨された金属の円柱
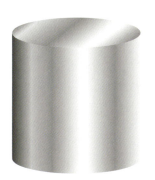

金属のリング
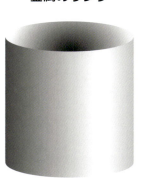

　上図の3つは同じ図形ですが、カラーリングの違いでまったく異なる雰囲気になります。グラデーションの使い方の工夫次第で同じ図形でもいろいろな表現が可能になります。歯科では金属製の歯科用器具、金属製のインプラントなどを使用しますので、金属に見えるグラデーション塗りつぶしができると表現の幅が広がりますので、ぜひチャレンジしてみてください。

研磨された金属の円柱の設定

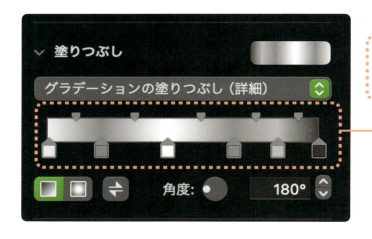

> 光の当たる方向を意識しながら配色することで、金属感のある雰囲気が表現できる

　シルバー系の金属では、モノトーンで暗い・明るい・暗い・明るいを交互に配置することで、金属感のあるグラデーションを表現することができます。

金属のリングの設定

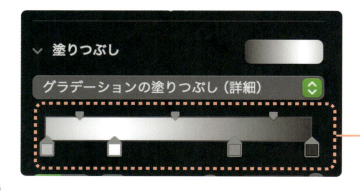

> 天井部分を丸いグラデーションにして中心をずらすことで、穴が空いているような雰囲気が表現できる

　少しマットな金属風のグラデーションではコントラストを抑えて表現します。

著者が描いたインプラントのシェーマ

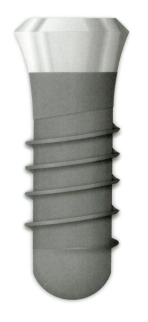 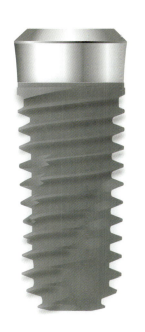 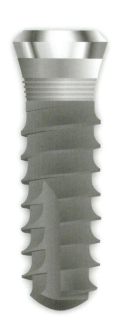

　上図の3つは、著者がカラーリングとグラデーションを使用して描いたインプラントのシェーマです。インプラント治療に関する講演などで使用する際にシェーマを描いておくとたいへん重宝します。ぜひトライしてみてください。

POINT

　グラデーションを駆使すると、とてもリアルなシェーマを作成することができます。Keynoteは、あくまでもプレゼンテーションソフトですので、専門的なイラストレーションソフトにはかないませんが、必要十分な機能があります。
　しかし、シェーマはそこまでリアルである必要はないと考えています。抽象的でシンプルなシェーマのほうがより伝わりやすい場合が多いからです。グラデーションに関しては、まずは参考程度にとどめ、後々のステップアップとして考えましょう。

coffee break

色彩はセンス？

　色彩感覚について、センスは必要だと思います。もちろん科学的な根拠をもって視覚効果を狙った色彩にすることも大事です。センスがある方は、色を使いすぎない、目立たせたい部分の色を変えるなど、スライド作りにおいて無意識に工夫をしていることでしょう。
　しかし、スライドやシェーマは芸術作品ではなく、あくまでも「伝える」「伝わる」が目的です。あまり奇抜なことをせずに、見やすいスライド作りを心がけた配色を選択しましょう。

高齢者の患者さんが歯科に来院！全身疾患の対応は大丈夫ですか？

歯科医 1冊

病気をもった高齢者が歯科に来院されたときに読む本

知っておきたい！全身疾患と薬の基礎知識

著　松村香織

歯科医療者が知っておきたい医科知識についてわかりやすく解説！

超高齢時代の日本において、一見健康で外来受診ができる高齢者は、じつはさまざまな疾患を抱えていることがあります。一般歯科診療所でもそのような患者さんが来院されても慌てないように、医科疾患の知識を身につけておくことが不可欠です。本書では、全身疾患への対応のポイント、医科との連携、実際の薬の処方や治療経過など、図表やイラストを多用してわかりやすく解説します。本書で安心・安全な歯科医療が提供できること間違いなし！

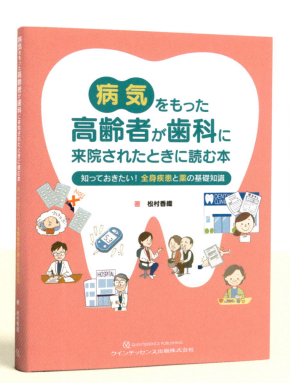

「全身疾患や薬剤に対して苦手意識のある歯科医師はもちろんのこと、歯科衛生士をはした歯科で勤務するスタッフに対しても明解かつ最適な解説書」
―― 中村誠司（九州大学大学院歯学研究院口腔顎顔面病態学講座顎顔面腫瘍制御学分野 教授）

「これまで全身疾患や有病者の安全な歯科治療について学ぼうとして何度も挫折経験のある先生でも、この本なら読破できると太鼓判を押せる本」
―― 堀之内康文（公立学校共済組合九州中央病院歯科口腔外科 部長）

（推薦のことばより一部）

QUINTESSENCE PUBLISHING 日本　●サイズ：A4判変型　●104ページ　●定価6,930円（本体6,300円＋税10%）

クインテッセンス出版株式会社

〒113-0033　東京都文京区本郷3丁目2番6号　クイントハウスビル

Chapter8
図形編集入門
ちょっと難しいです

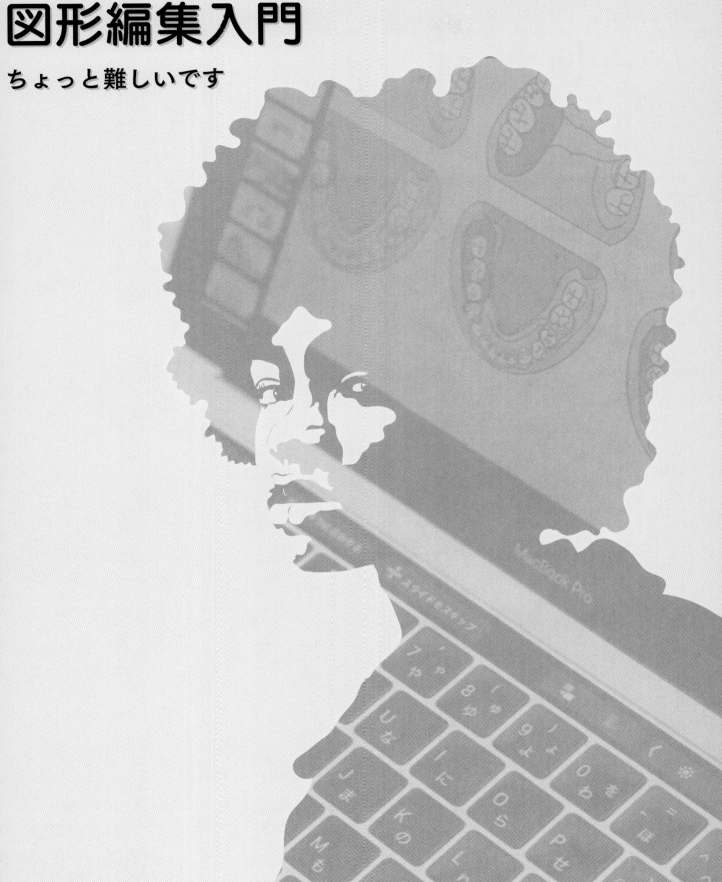

Chapter8 図形編集入門

SUMMARY

本Chapterの図形の編集は少し上級者向けです。図形の分割や結合・交差・減算・除外を使うと、色を塗り分けたりすることができ、シェーマのクオリティが格段にアップします。慣れるまでいろいろと試してみましょう。

図形を編集して目立たせる

　Keynoteにはあらかじめさまざまな図形が登録されており、プレゼンや資料作りに役に立ちます。しかし、図形を呼び出しただけでは単色でしか塗ることができないため、どこか味気ない場合があります。たとえば下図のように、色を塗り分けることでよりカラフルに目立たせることができます。

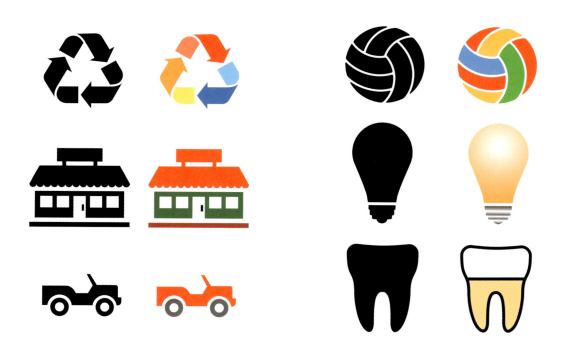

POINT

　プレゼンテーションにおいて、必ずしもカラフルな図形が良いというわけではありません。しかし、院内の掲示物やポップなどにおいては、カラフルな方が目を引く場合があります。Keynoteにあらかじめ登録されている図形に一手間加えて楽しんでみましょう。

Lesson 1 分割できる図形と分割できない図形を知る

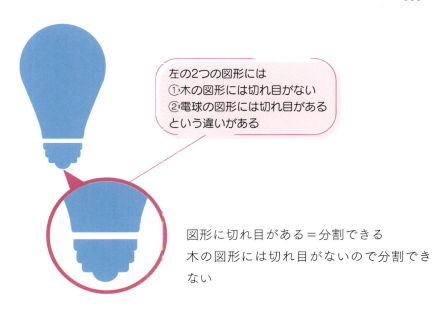

左の2つの図形には
①木の図形には切れ目がない
②電球の図形には切れ目がある
という違いがある

図形に切れ目がある＝分割できる
木の図形には切れ目がないので分割できない

Lesson 2 図形を分割して塗り分ける

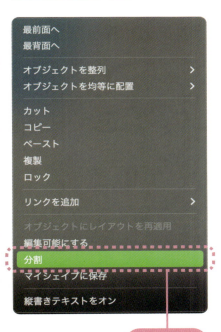
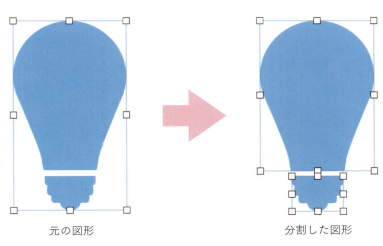

元の図形　　　　　　分割した図形

選択する

　分割できる図形を選択してコンテキストメニュー（トラックパッドの場合は2本指クリック、マウスの場合は右クリック）を表示させます。メニューの中の「分割」を選択して実行すると分割できます。

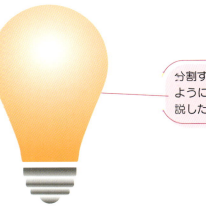

分割することで、パーツごとの塗り分けができるようになる。なお、電球部分にはChapter7で解説したグラデーション塗りつぶしを使用

Lesson 3 図形を編集する

既存の図形の形を少し変更したい場合は図形を選択し、前述した分割のようにコンテキストメニューを開きます。「編集可能にする」を選択して実行します。作画と同じようにポイントが表示されますので、ポイントを動かしたり、新たに追加して図形の形を編集することができます。

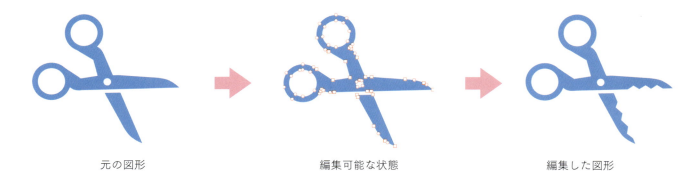

元の図形　　　　　　　　　編集可能な状態　　　　　　　　編集した図形

Lesson 4 図形の結合・交差・減算・除外を行う

解説動画はこちら

本操作は、基本的な作画・トレースができるようになった方向けの少しステップアップな内容になります。シェーマを作成する際に必ずしも必要なテクニックではありませんが、習得すれば非常に効率的に、かつクオリティの高い作画が可能になります。

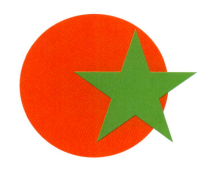

赤い円と緑の星の2つの図形に対して行う操作について解説します。本操作では、背面のオブジェクトが残ります。この場合は赤い円が星よりも背面に配置しているので、いずれの操作の場合も円の赤色が残ります。

前ページのLesson2で分割を行った図形も再度結合して1つにまとめることができます。

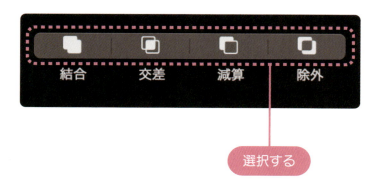

選択する

2つの図形を選択した状態で、フォーマットの「配置」を選択すると、左のアイコンが表示されます。任意の操作を選択することで実行できます。

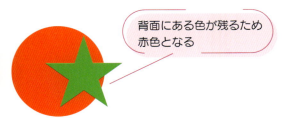
背面にある色が残るため赤色となる

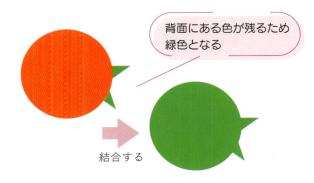
背面にある色が残るため緑色となる

結合する

結合
2つ以上の図形を結合して1つの図形にする。2つ以上の図形も結合することが可能。

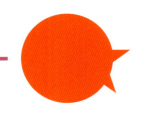
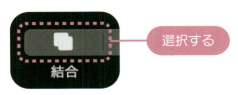
選択する

交差
2つの図形の交差部分が残った図形が作成される。

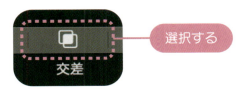
選択する

減算
2つの図形の交差部分が切り抜かれた背面の図形が残る。

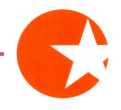
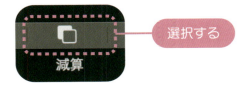
選択する

除外
2つの図形の交差部分が切り抜かれた図形が残る。

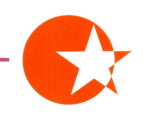
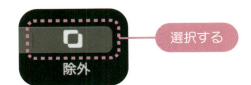
選択する

> **POINT**
> 結合・交差・減算・除外においては、オブジェクトの前後関係が非常に重要になります。2つのオブジェクトのうち、より背面にあるオブジェクトを加工しているという意識をもつと良いと思います。慣れないうちはイメージと違う残り方をしてしまうかもしれません。交差がダメなら減算、それもダメなら除外というように根気よくチャレンジしてみてください。

Lesson 4-1 歯冠部と歯根部を塗り分ける

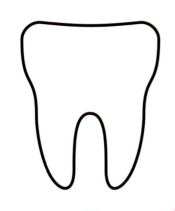

たとえば、左の図形を歯冠部と歯根部で色の塗り分けをしたい場合、そのままでは塗り分けることができません。交差と減算を実行することで歯冠部と歯根部に分割することが可能になります。

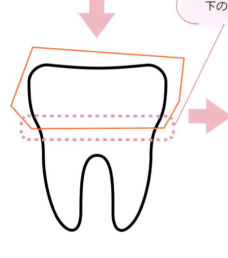

下の直線以外の囲みは適当でOK

交差を実行すると、歯冠部を囲んだ図形と元の歯の図形の重なった部分だけが残る

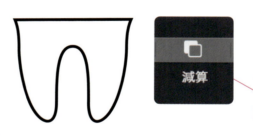

減算を実行すると、歯冠部を囲んだ部分で元の歯の図形を切り抜くので歯根部だけが残る

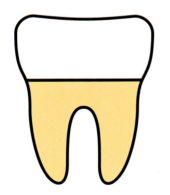

歯冠部（交差）と歯根部（減算）を分割したことで、別々のカラーリングが可能になります。もちろん、最初から歯冠部と歯根部を分けて描けばよいのですが、別々に描いた図形をピタッと合わせるのは意外とたいへんな作業となります。

補綴装置の適合にこだわる先生方は、ぜひ図形の適合にもこだわってみてはいかがでしょうか。

POINT

結合、交差、減算、除外を実行すると、元の図形がなくなってしまいます。そのため、必ずコピーが必要になります。上の図の場合、図形を複製して2つ用意しておく必要があることも覚えておきましょう。

Chapter 9
アニメーション入門
やり過ぎ注意です

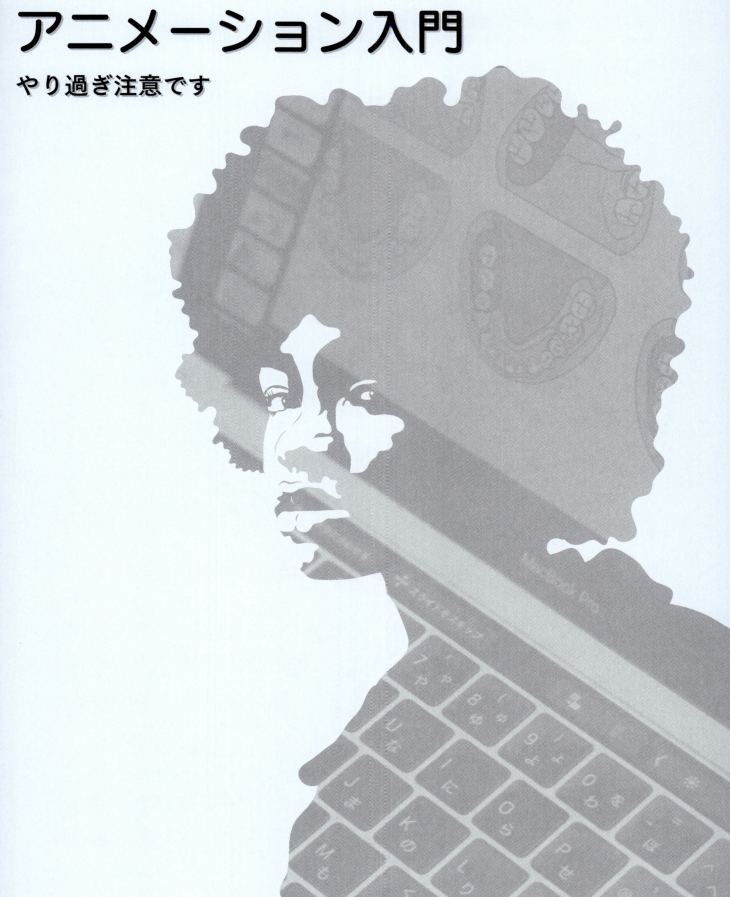

Chapter9 アニメーション入門

SUMMARY

アニメーションの目的には、演出と説明のための2種類があります。トランジションとビルドエフェクトの機能の違いを理解することで、効果的にアニメーションが活用できます。まずは、ディゾルブとマジックムーブを使いこなすところから始めましょう。

プレゼンにおけるアニメーションの目的

　プレゼンにおいてアニメーションは必須ではありませんが、状況に応じて使用すると効果的です。アニメーションの目的には2つの種類があります。1つは、テキストや写真を強調させるための演出としてのアニメーション、もう1つは説明をわかりやすく伝えるためのアニメーションです。視覚的に動きが得られるため、ついついアニメーションを多用したくなるかもしれませんが、やり過ぎは注意しましょう。

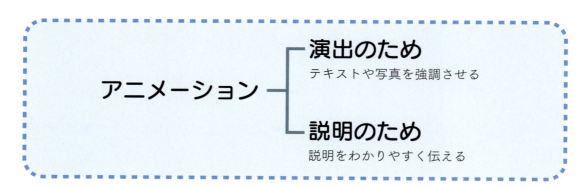

トランジションとビルドエフェクトの違い

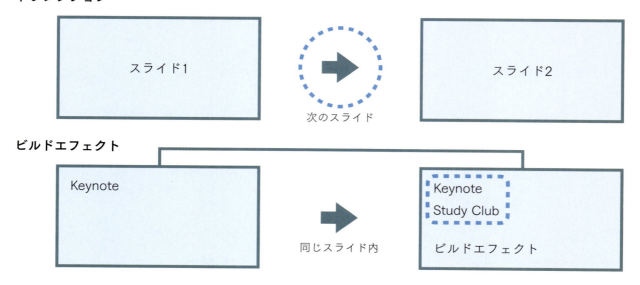

トランジションとは、スライドから次のスライドに移る際に使用するアニメーションエフェクトです。次のスライドに移る時に、一瞬暗くなったりふわっと変わったりする効果を得ることができます。

一方、ビルドエフェクトは同一スライド内でオブジェクトを順番に表示させたり、動かしたりすることができるアニメーションです。単にアニメーションといっている場合は、ビルドエフェクトを指していることが多いようです。

Lesson 1 基本エフェクト「ディゾルブ」 〜トランジション〜

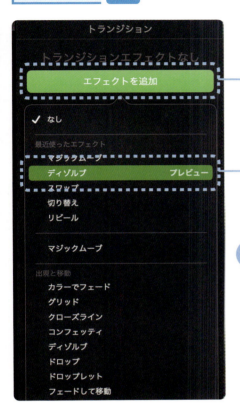

著者をはじめ、多くのプレゼンターがもっとも使用するアニメーションがディゾルブです。トランジションにもビルドエフェクトにもディゾルブがあり、ふわっと表示させる効果を得ることができます。

スライド上のオブジェクトを何も選択していない状態でツールバーのアニメーションを選択し、「エフェクトを追加」を選択するとウィンドウが表示されます。多くのエフェクトがありますので、気になるものは1つ1つ試してみるとよいでしょう。

ディゾルブは、次のスライドに切り替わる時に、ふわっと切り替わるような効果を得られます。画面左のナビゲーターには、作成中のスライドがサムネイルにように表示されますが、トランジションを設定したスライドの右下には右図のように表示されます。

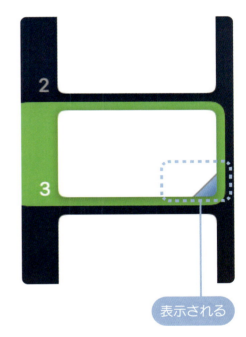

POINT

トランジションのディゾルブは、デフォルトでは1.5秒に設定されています。プレゼンのテンポによっては、1.5秒では早すぎたり遅すぎたりする場合がありますので、内容や自身の話すテンポを考えて調整しましょう。

ここぞというタメがほしい時には、秒数を長くしてみるのも良い演出効果が生まれますので、試してみてください。

Lesson 2 基本エフェクト「ディゾルブ」 〜ビルドエフェクト〜

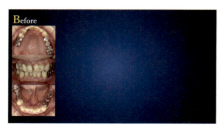
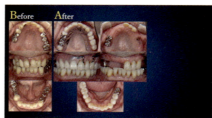
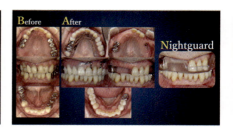

　ビルドエフェクトは、同じスライドページ内でのエフェクトになります。写真やテキストを順番に出したい時にふわっと表示させるような効果が得られます。
　任意のオブジェクトを選択し、ツールバーのアニメーションを選択すると「イン」「アクション」「アウト」と表示されています。「イン」→「エフェクトを追加」→「ディゾルブ」を選択します。

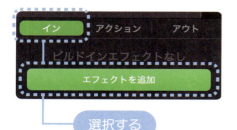

> **POINT**
> 「イン」はオブジェクトが現れるエフェクト、「アクション」はすでに表示されているオブジェクトの動きのエフェクト、「アウト」は表示されているオブジェクトを消す際のエフェクトです。

解説動画はこちら

　基本的なエフェクトの動きは、アニメーションごとにクリックをすることになります。複数のアニメーションを設定した場合、プレゼン中にクリックし忘れたり、もしくはクリックしすぎてしまうという失敗を経験したことはありませんか？　複数のエフェクトを自動制御しておくと、一連の流れとして動いてくれるので非常に便利です。
　特に、学会発表など時間が厳しく決められている場合には重宝します。緊張したプレゼンの場ではついつい話しすぎてしまうことがあります。そのような時に自動で再生されれば、それに合わせて話さなければならないので時間超過を回避することができます。
　極端にいえばスライドを動画出力してその動画を見ながら話せば、必ず決められた時間内に終わることができます。

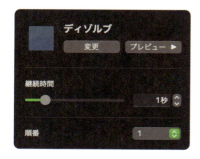

　エフェクトを設定したオブジェクトを再度選択すると、設定内容や継続時間が確認できます。プレビューでは、実際のアニメーションを確認することができます。動きのあるエフェクトによっては複数の項目が表示され、アニメーションの動く方向などの設定も可能です。

　ツールバーのアニメーションを選択すると、画面右下に「ビルドの順番」と表示されます。スライド中のエフェクト一覧が表示され、アニメーションを制御することができます。

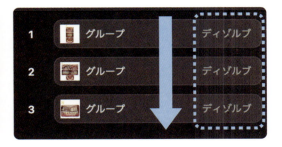

　アニメーションを設定しているオブジェクトと、エフェクト名が上から順番に表示されます。左図の場合、3つのグループ化した写真に対してディゾルブを設定していることがわかります。エフェクトの時系列は上から下へ経過していきます。

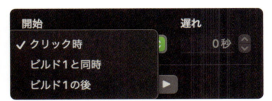

　アニメーションの進め方を設定できます。通常はクリック時に次のアニメーションに移るように設定されています。「ビルド1と同時」「ビルド1の後」というように次のアニメーションの開始を自動化できます。

POINT
研修会やセミナーなどで受講生の反応を見ながらテンポを決めたい場合には、すべてクリックで展開していくほうがよいかもしれません。プレゼンのTPOに合わせて設定しましょう。

Lesson 3　トランジション「マジックムーブ」

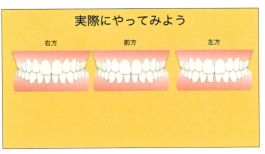  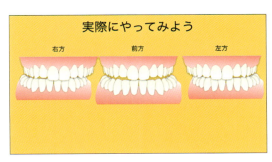

　著者が担当している歯科衛生士学校の講義で、側方運動を説明する際に使用したスライドです。トランジションの中でも「マジックムーブ」は少し異色なエフェクトです。前後のスライドで同一と認識されたオブジェクトの移動をスムーズにつなげる効果が得られます。1枚目のスライドから2枚目のスライドに移る際に、マジックムーブを設定することで、動きが非常にわかりやすくなります。コマ数の粗いパラパラ漫画をスムーズにつなげてくれるイメージです。

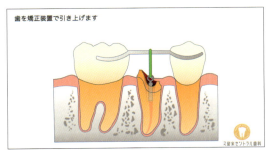 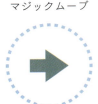 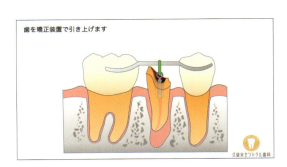

　患者説明時に使用するスライドです。類似する症例の写真やレントゲンで説明することはもちろんですが、アニメーションのあるスライドで説明すると非常に伝わりやすくなります。この場合のアニメーションは「演出のため」ではなく「説明のため」ということになります。

Lesson 3-1 「マジックムーブ」を設定する

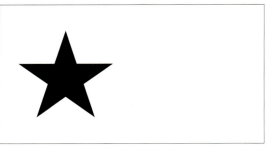  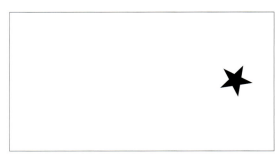

①1枚目に星の図形を任意の位置に配置します。
②1枚目のスライドをコピー＆ペーストして2枚目のスライドを作成します。
③2枚目のスライドの星の位置や大きさ、角度を変えます。
④1枚目にトランジション「マジックムーブ」を設定します。
⑤プレビューもしくはスライドの再生でアニメーションの動きを確認します。

Lesson 3-2 「マジックムーブ」の特徴

①複数のオブジェクトを同時に動かすことができる

ビルドエフェクトでも同じアニメーションが作れますが、オブジェクト毎にエフェクトを設定する必要があります。

②動きが直線的

1枚目のスライドから2枚目のスライドにかけてのオブジェクトの位置変化が直線的につながります。

③類似した図形を認識しにくい

四角や円形などがいくつもある場合、前後のスライドで意図しない図形どうしを同じオブジェクトと認識してしまい、アニメーションがうまくいかない場合があります。

④設定がうまくいかないときの確認事項

よくある失敗としては、オブジェクトにビルドエフェクトを設定していて、スライドをコピー＆ペーストした際に、ビルドエフェクトもコピーされますので、マジックムーブのアニメーションがうまくつながらないことがあります。その場合は、2枚目のスライドのビルドエフェクトの設定を確認しましょう。

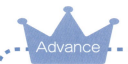

アニメーションの作品例

著者が実際にプレゼンや学生講義で使用した「説明のため」のアニメーションです。シェーマに動きが加わることで説明が伝わりやすくなり、聞き手の理解が容易になります。

Chapter10
人気プレゼンターに聞くプレゼンの極意

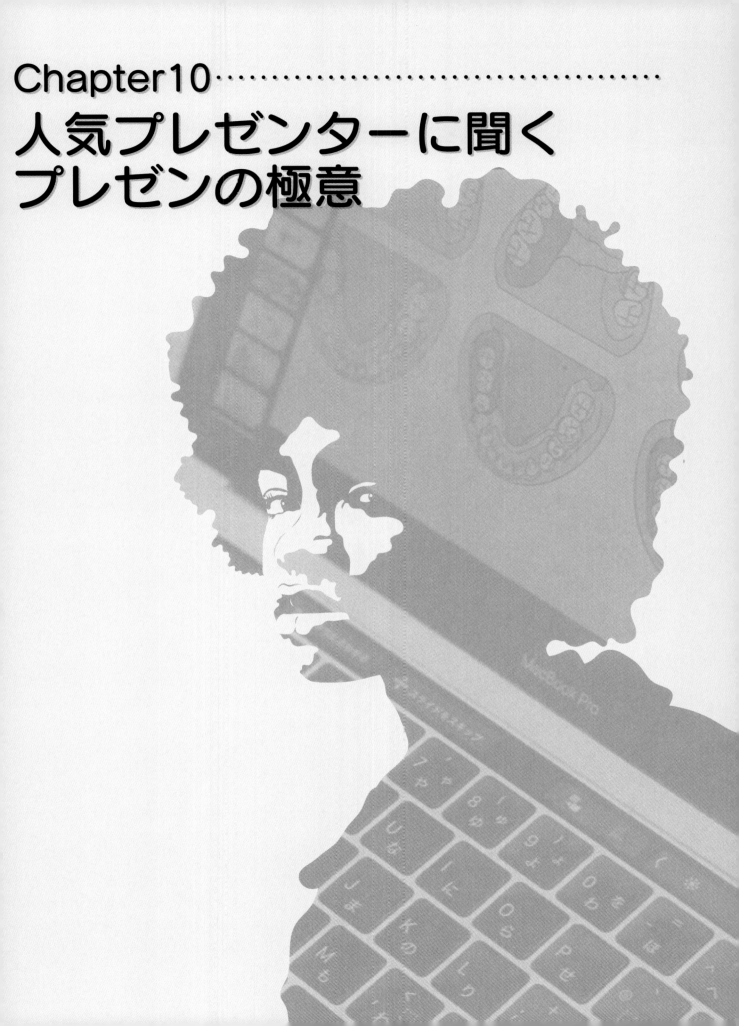

Chapter 10 人気プレゼンターに聞くプレゼンテーションの極意
こだわりと楽しみが伝わるスライド作成

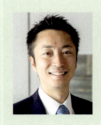

安藤壮吾 Shogo Ando
医療法人マイアベニュー なみき通り歯科・矯正歯科（愛知県開業）
2006年、朝日大学歯学部卒業。2013年、なみき通り歯科開業。2015年、医療法人マイアベニューなみき通り歯科開設。2021年、医療法人マイアベニューなみき通り歯科・矯正歯科移転。同年、医療法人マイアベニューなならの丘デンタルクリニック開院。日本歯周病学会専門医。EAO（ヨーロッパインプラント学会）認定医。

配色・配置を意識したプレゼン

歯科医師となり17年ほどが経過しました。ここ数年はおかげさまで多くの講演の機会をいただき、充実した歯科医師ライフを送っています。筆者は当初よりKeynoteを使用してスライドを作成していますが、その中で特にこだわっているのが「配色」と「配置」です。また1枚のスライドで30秒ほどの時間配分を意識しており、音声で耳から入ってくる情報量と視覚的に入ってくる情報量の比率は、2：1ほどが良いバランスであると考えています。

的確に「伝えたい情報量を見せる」には、配色は基本3色までと意識しています。多すぎる配色は、伝えたい情報量を妨げるうえに見ている側が疲れてしまいます。アニメーションも同様です。

筆者は本書のChapter9で解説されている「ディゾルブ」あるいは「マジックムーブ」以外のアニメーションはほとんど使用しません。また、美しい構図のスライドは聴講者の「見る気」を促進させるので、写真と文字とイラストのバランスはとても大切にしています。

また、昨今は動画をプレゼンテーションに用いることも少なくありません。しかし、動画そのものの情報量が多いため、それ以上の文字やイラスト情報はほとんど使用しません。また、動画を見る際の集中力は90秒ほどと言われているため、手術動画なども60〜70秒ほどに編集するように心がけています。

スライド作成にこだわるコンセプト

筆者は基本的にコンセプトが3パターンあり、構成をそれぞれ変えています。大きく分けると、①文献を提示するスライド ②治療内容などを伝えるスライド ③最終補綴装置などの写真を見せるスライド——です。

①のように情報量の多い文献を提示するスライド（図1）は、視覚的に伝えたいポイント「研究内容と目的」「結論」がまず目に入ってくるような構成とし、論文の細かい内容は耳から情報を入れるようにしています。スライド1枚で1本の論文を理解させることは難しいので、一連のプレゼンテーションの中では、「こんなエビデンスがあるんだ」ということが伝われば充分です。

②は術式の手順や流れ、使用マテリアルを伝えるために、およそ6枚程度に治療手順を分けた写真を並べます。これにより、パラパラ漫画のように1枚のスライドで概要が把握できます（図2）。ここでのポイントは、6枚のスライドに分けないようにすることです。スライドを分けてしまうと、視覚的に聴講者は1枚目と6枚目のスライドがつながらず、治療の流れが把握できなくなってしまう恐れがあるからです。

③は写真の力をもっとも全面に出したいスライドです（図3）。文字やイラストを最小限かつ写真を邪魔しないようにシンプルに、そして写真を最大に引き伸ばすことで効果的なドキュメンテーションが可能になります。

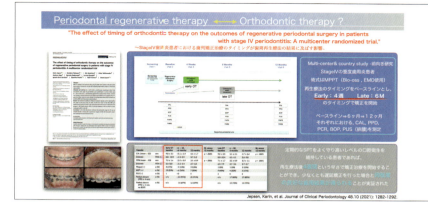

図1 視覚的に伝えたいポイントに目が行く構成にしている。

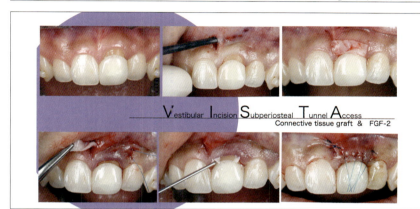

図2 パラパラ漫画のように1枚のスライドで概要が把握できる。

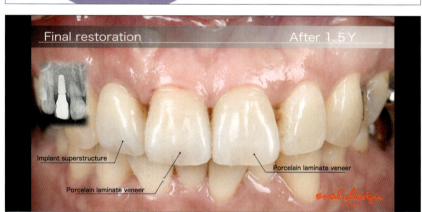

図3 文字やイラストは最小限にシンプルにまとめ、写真の力を全面に出した。

プレゼンは「自分の名刺代わり」

プレゼンテーションは、自分にとっての名刺代わりだと思っています。そのため、筆者はこだわりと楽しみを感じながらいつもスライドを作成しています。不思議なもので同じアプリケーションを使用しているにもかかわらず、スライド構成や見せ方は人それぞれで、個々のこだわりが垣間見える講演を聴くのはとても楽しい時間です。

以前は派手な配色やアニメーションを駆使して、逆に伝えたいことがうまく伝わらなかったり、スライドの情報量が多すぎて理解に苦しむプレゼンテーションをしてしまったり、試行錯誤の毎日でした。

しかし、今では5,000枚以上もあるスライド一枚一枚が筆者自身の築き上げてきた財産でもあります。

最近では、「スライドが綺麗でわかりやすい」「どうやって作っているのか？」というような言葉をいただけるようになり、とてもうれしく思っています。わざわざ貴重な時間を使って筆者の講演を聴きに来てくださる方々のために、どうせ同じ内容ならば、少しでも飽きないように、記憶に残るように、そんな思いで日々創意工夫をしています。

筆者はスライド作成に正解はないと考えています。だからこそ、本書をぜひ活用していただき、読者の皆様も楽しみながらこだわりをもってKeynoteで作成していただけたらと思います。

Chapter10 人気プレゼンターに聞くプレゼンテーションの極意
対象者を意識した「伝わる」スライド作成

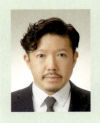

鈴木宏樹 Hiroki Suzuki
医療法人福和会 別府歯科医院、公立八女総合病院歯科口腔外科（福岡県勤務）
2001年、福岡歯科大学歯学部卒業。2003年、医療法人芳香会 博多歯科クリニック。2010年、医療法人井上会 篠栗病院歯科医長。2017年、九州大学大学院歯学府歯学専攻入学。2021年、九州大学大学院修了 博士号（歯学）取得。同年、同大学大学院歯学研究院口腔機能修復学講座共同研究員。2023年、公立八女総合病院歯科口腔外科補綴担当。医療法人福和会 別府歯科医院高齢者診療部部長。

プレゼンテーションは情報伝達手段の1つ

本書の読者の中には、もしかしたらプレゼンテーションに苦手意識をもっている方や、プレゼンテーションすることがあまり好きではないという方もいるのではないでしょうか。しかし、それはプレゼンテーションを難しく考え過ぎているだけなのかもしれません。

プレゼンテーション（presentation）は、英語で「表現」「紹介」「提示」などの意味があり、情報伝達手段の1つといわれています。そう捉えてみると実は、私たちは普段から日常的にプレゼンテーションを行っていることに気づきます。たとえば患者さんに口腔内の状態を説明することもそうですし、治療に対しての同意を得ることも、う蝕にならないように間食について指導すること、TBIを行うことなどもすべてプレゼンテーションなのです。

つまり、きらびやかなスライドを駆使し多くの人に向けて講演・口演することだけを指す言葉ではないのです。さらにいえば、外食をする際にメニューを見て注文することも、コーヒーに砂糖を入れるか入れないかを伝えることもプレゼンテーションの1つであり、プレゼンテーションというのは特別なことではなく、普段からコミュニケーションとして行っている情報伝達手段の1つであるため、難しく考える必要はないのです。

「伝える」から「伝わる」スライドの重要性

プレゼンテーションにおいて特に重要なのは、何を伝えたいのかがはっきりしていることであると考えています。伝えたいことが定まっていれば、シンプルなプレゼンテーションでも十分に情報を伝えることができるからです。

プレゼンテーションを行うにあたり、伝えたい情報をいかにわかりやすく伝えることができるかが成否を分ける重要な要素になります。伝えるための方法はたくさんあり、どの方法を選択するかはシチュエーションにも左右されますが、言葉だけでなく画像により視覚に対しても訴えることはとても有効です。

筆者は、本書で解説されているKeynoteなどのプレゼンテーションソフトを用いることが多くあります。その際に特に気をつけていることは、言葉と同じくスライドもシンプルにすることです。1枚のスライドに多くの情報を詰め込むと、かえって伝わりにくくなると感じていますので、私は安藤彰啓先生（東京都開業）に教わった「1スライド1メッセージ」をつねに心がけ、ワーディーにならないようなスライドづくりに留意しています（図1、2）。

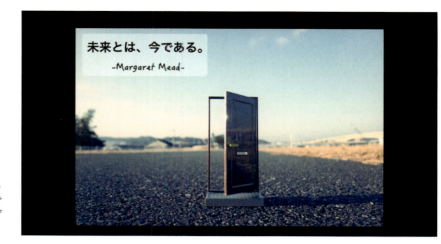

図1 「言葉」と「画像」をリンクさせることで、情報の掛け算をすることができればより印象深いスライドに仕上げることができる。

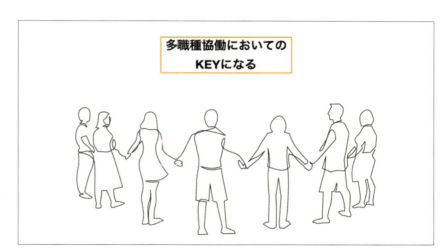

図2 シンプルなイラストを使用し視覚情報をあえて減らすことで届けたいイメージがしっかり伝わる場合も多くある。

プレゼンテーションの向こう側を意識する

　プレゼンテーションはだれに向けて、そして何のために行うのかをしっかり意識することが肝要です。相手は歯科医師なのか、歯科衛生士なのか、それとも患者さんや歯科医療従事者以外なのか、その対象者が理解しやすい言葉や言い回しを選択し、スライドの表現を変える必要があります。また、その際に伝えたい情報がテクニックなのか、気持ちや在り方なのか、製品データなのかによっても表現は変わるはずです。プレゼンテーションは相手あってこそのものです。自己満足や1人よがりにならないように気を付けなければいけません。

　伝わるプレゼンテーションを行うためには、そのプレゼンテーションの向こう側にいる相手のことをどれだけ考えられるかではないかと考えています。まずは相手の側に立ち、対象者を意識したスライドを作成することが肝要です。そして本書をしっかりと読み進めていただき、活用することが、伝わるスライド作成への近道になると感じています。

Chapter 10 人気プレゼンターに聞くプレゼンテーションの極意
理解しやすいプレゼンのための3つの柱

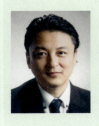

関　豊成 Toyoshige Seki
医療法人二十八歯略 関歯科診療所（神奈川県開業）
2004年、神奈川歯科大学卒業。2006年、神奈川歯科大学附属病院臨床研修修了。2007年、小林歯科医院勤務。2012年、関歯科診療所継承。Tokyo General Dentistry主宰。

プレゼン作成で重要となる3つの柱

「字が多すぎる」「どこを見ればいいかわからない」「スライドに書いていることを読んでいるだけ」「結局、何を伝えたいのか」——。

これらはすべて筆者が若い頃に実際にいただいた言葉です。当時から筆者は、検査・診断と咬合に興味がありましたが、これらの分野はどうしても可視化させることが難しく、かつ自分の臨床力やプレゼンテーションに自信がない我が身を守るための理論武装が必要でした。多くの論文をタイトルだけでなくすべて文章としてプレゼンの中に織り込んでいたため、過去のみずからのプレゼンは一枚のスライドの中に余白もなく多数の文字がひしめき合う煩雑なプレゼンとなっていました。そのような経験から現在、筆者がプレゼンを作成するときは以下の3つの柱に留意しています。

①一枚一枚をシンプルに仕上げること
②文字数を極力少なくもっとも伝えたいメッセージを強調すること
③視覚的に理解を促すように努めること

そのなかでも③については、本書の監著者である中島寛明先生が主宰されているKeynote Study Club（以下KSC）の受講をきっかけに、シェーマを多用して視覚的に訴えかける手法をとれるようになったことは非常に大きいです。後輩や仲間たちにも受講を勧めているほどです。

大きな説得力をもたらすシェーマ

プレゼンを作成する際、前述した3本柱をなぜ重要視するようになったのかについて述べたいと思います。

その答えは「何のためにプレゼンを作るのか」という本質を突き詰めたからだと考えています。物事には、必ず目的が存在します。たとえば発表と講演の間には明確な違いが存在しますし、一言で講演といっても企業からの依頼なのか学会からの依頼なのかによってもその目的には大きな違いがありますし、そのすべてに共通する本質も存在します。

それは「聴講してくれている人がそのプレゼンの内容、メッセージを理解してくれるように努めなくてはならない」ということではないでしょうか。言葉は意思疎通のツールとして非常に有用なツールとなります。

その一方で、たとえば「赤色」を知らない複数の人にどれだけ言葉を駆使して説明するよりも、「赤いもの」を視覚的に見せた方が、瞬時にその場にいる人たちの共通理解が得られるはずです。同様に、臨床ケースにおいては症例写真がとても重要になりますし、理論や考察などを説明する際にはシェーマが大きな説得力をもたらします。それらを最大限活用しながら、理解しやすいプレゼンを作成することが重要だと考えています。

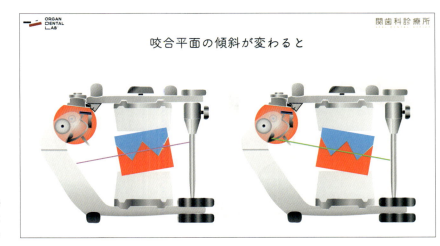

図1 フェイスボウトランスファーの意義についてわかりやすさを追求した結果、シェーマを用いることとなった。

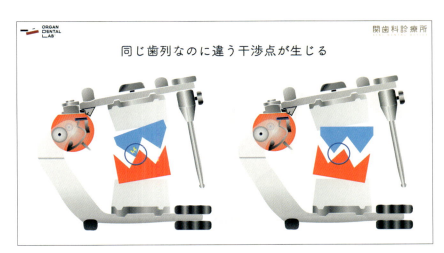

図2 シェーマを動画にすることで、教科書的な言葉を羅列するよりも視覚的に聴講者に訴えることができ、すばやい理解につながる。

診療の合間に2日かけて描いた力作

　プレゼンテーションを作成したことのある先生方の多くは、みずからが作ったスライドはすべて思い入れがあり、"お気に入り"なのではないでしょうか。筆者もその類に属するので、これは選ぶのに非常に悩むところです。しかしあえて選ぶとするならば、2点のスライドを挙げさせていただきます（図1、2）。

　本稿では静止画ですが、実はこれらのスライドは動画になっています。筆者みずからが講師を務めるセミナーにおいて、フェイスボウトランスファーについて若手歯科医師に説明を行う際にこのシェーマを用いた結果、「重要性が初めて理解できた」「必要な行程だとわかった」などと多くの反応をもらえたからです。フェイスボウは生体における「両側顎関節部と上顎骨の位置関係」を咬合器上に近似値再現するためのツールですが、その必要性を言葉や文章で説明するよりもこのようなシェーマを用いて視覚的に情報入力してもらうことで、より理解が深まるのではないかと考えました。

　KSCで教わった手法を駆使し、診療の合間に2日かけてKeynote上で描いた力作でしたので、その反応は率直に筆者自身とてもうれしかったです。余談ですが、シェーマは描き始めるまでがハードルがもっとも高く、描き始めてしまえば案外楽しくなっていきます。みずからの脳内にあるイメージが具現化でき、かつそれによってプレゼンの質が上がり、聞いてくれている人たちの反応も良くなるわけですから、当然といえば当然といえるでしょう。

Chapter 10 人気プレゼンターに聞くプレゼンテーションの極意
質の向上と楽しくなるスライド作成

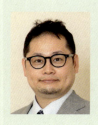

竹内一貴 Kazutaka Takeuchi
竹内歯科医院（香川県開業）

2010年、北海道大学歯学部卒業。2010年4月、日本歯科大学新潟病院卒後臨床研修修了。2011年4月より香川県高松市開業医勤務を経て、2014年4月より香川県宇多津町の竹内歯科医院にて勤務。2019年6月より竹内歯科医院院長。アイプロ主宰、K2シグマ代表世話人。

情報を詰め込みすぎないスライド

卒業直後より学会やスタディグループでの発表は積極的に行うようにしていましたが、ここ数年、レジンやエンドの分野を中心に講演の依頼をいただくことが増えてきました。

元々、スライド作成は特にこだわりがないため、規格性の乏しい小さな写真と文字に溢れたスライドが多く、当然眠くなるような講演になっていました。しかし、依頼が増えるなかで著名な先生方のように、スタイリッシュでわかりやすい講演を行いたいと考えるようになってきました。

まず写真は、規格を合わせるようにトリミングを行い、講演者のカッコいいと感じたスライドの構図を真似るところから始めました。その中で文字ばかりのスライドを作らないこと、Keynoteのフォーマットに頼らず白紙の状態から構図を決めることを意識しました。

特に、1枚のスライドに情報を詰め込みすぎないようにすることは、プレゼン初心者の「最初の壁」のように感じていますし、同じ構図のスライドが続くと単調なプレゼンになりやすくなってしまいます。スライドの作成において、最終的にはセンスが求められると思います。しかし、まずは少しでも他者の方にとってわかりやすい、伝わりやすい、そして発表や講演の後の反応や感想からアップデートを続ける姿勢がもっとも大切であると考えています。

自作シェーマでよりわかりやすく

これまで筆者は、実際の手技については写真や文字のスライドに加え、臨床をマイクロスコープで撮影・編集した動画を用いて術式などを説明するだけでした。最近では、それに加えてシェーマやアニメーションを用いるようになってよりシンプルで見やすくなっただけではなく、異なる視点で複数回説明を行うことで受講者の方の理解度が深まるようになったと感じています。

本書の監著者である中島寛明先生のアドバイスのおかげで、作成したシェーマをアニメーションでより強調したい箇所や動かし方をわかりやすく明示できていると感じています。

特に、根管内のように拡大しても形態のイメージが伝わりにくい箇所はカメラでの真上からの構図ではなく、シェーマでは横や斜めからの模式図を示すことができるので、立体としてイメージしやすくなったと思います（図1）。またフロアブルレジンのシェーマもただのイラストではなく、シリンジをアニメーションで動かすことにより強調できるようになりました（図2）。

さらには、みずからシェーマを作成することで、企業でのセミナーや学会での発表などにおいて、書籍に掲載されているイラストや写真の引用など、著作権の指摘を受けるリスクが軽減できたことも大きなメリットだと感じています。

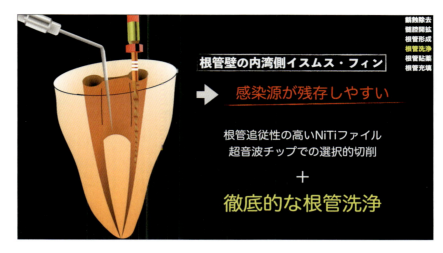

図1 横や斜めからの模式図を示すことができ、立体としてイメージしやすい。

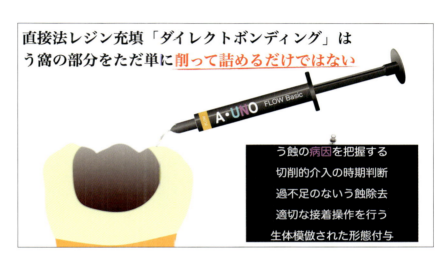

図2 ただのイラストではなく、シリンジをアニメーションで動かすことにより強調できる。

楽しくより充実したスライド作成

　プレゼンテーションは、その内容がオーディエンスに伝わらなければただの自己満足に過ぎません。少しでもわかりやすく伝えるという視点で考えると、文字は最小限かつ構図的にもシンプルなスライドを作成することが大前提となります。その中で画質の良い写真や動画に加えて、シェーマやアニメーションを用いてより伝えたいポイントを視覚的に強調することは有効な手法だと実感しています。

　特に、演者がスクリーンを見てポイントにて強調したい点を示すよりも、演者が前を見てアニメーションを駆使することによって強調する方が、聴衆もプレゼンテーションにより集中できるように感じています。

　筆者のスライドはまだまだ未熟ではありますが、中島先生が主宰するKeynote Study Clubを受講してシェーマやアニメーションを用いることでプレゼンテーションの幅が広がり、何よりもスライド作成が楽しくなりました。

　本書がスライドの質が向上するきっかけとなり、そしてスライド作成が苦痛ではなく、より楽しくより充実した時間になることを願っています。

Chapter 10 人気プレゼンターに聞くプレゼンテーションの極意
伝わりやすく・おもしろくする工夫

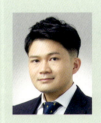

野亀慶訓 Yoshinori Nokame
野亀歯科医院(岡山県勤務)

2010年、日本大学松戸歯学部卒業。同年、研修課程修了。2011年、野亀歯科医院勤務。2024年、日本顕微鏡歯科学会第20回大会大会長賞を受賞。日本顕微鏡歯科学会認定指導医/認定医、日本顎咬合学会咬み合わせ認定医、日本口腔インプラント学会。

手描きシェーマで伝わるスライドづくり

筆者は、得意としている絵のスキルを活かした手描きシェーマを用い、オリジナリティーがあってわかりやすく伝わるスライドに仕上げることを大切にしています。

実際の写真や動画でなくシェーマを使うことで、画面上の情報を単純化して伝えたい必要最小限の情報に絞ることができ、受け手側により簡単に理解しやすくなると考えています。ただプレゼンテーション中、単純にシェーマが紙芝居のように切り替わるだけでは動きがなくおもしろくないですし、実際の臨床での「動き」を交えた方がイメージしやすいと思います。

Keynoteのすばらしさは、オブジェクトにさまざまな動きをつけられる「アニメーション」の多彩さにあります。筆者がイメージする「このシーンではシェーマがこのように動いて、リアクションしたらおもしろいはず」というようなことは、大体表現することができます。

描いたシェーマを細かく分割して独立したオブジェクトにし、1つ1つにモーションを設定することで動くシェーマが表現できます。動きのある自作シェーマは非常にオリジナリティーがあり、他人のスライドと被る心配もなく、また目新しくアニメ的であるので受け手側を飽きさせない工夫にもなるかと思います。

アニメーションを活用しわかりやすく

図1は筆者の主宰する「3Dプリンターテクニック道場」で用いているスライドです。テクニックの手順を説明するために工程ごとのシェーマを作画し、変化する部分以外をマスクして、変化する部分のオブジェクトに動きに合わせたアニメーションを組み込むことで、紙芝居ではなくアニメのように仕上げています。画面外からCRシリンジや光照射機が登場し、「移動」などを用いて実際の術野での動きを再現しています。

Keynoteのアニメーションは各オブジェクトに対して多彩な設定ができますが、中でも筆者がこだわっているのはオブジェクトの「イン」と「アウト」のリアルさです。

手持ちのインスツルメントなら、口腔外からインしたあとに口腔外へとアウトさせたり、かつ動きの最中の角度の変化なども微妙に変化させたり、それにかかる時間もあまりリアリティーを損なわないようにアレンジしています。

CRシリンジの先から吐出されるフローレジンのオブジェクトなら、ただ「出現」させるのではなく「ワイプ」のアニメーションを流れ出る方向が、実際の臨床でのフローレジンの動きとリンクするように設定します。かつ、CRシリンジのオブジェクトの先端の動きとフローレジンの流れ出るタイミングが合うように継続時間を調整しています。

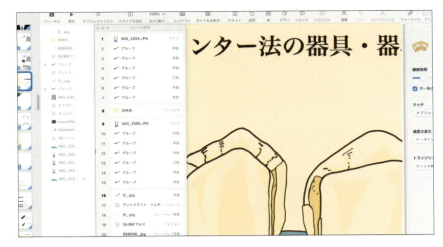

図1　1枚の画像のように見えるが、多くのオブジェクトに切り分けられており、それぞれに複雑なアニメーションが組み込まれている。

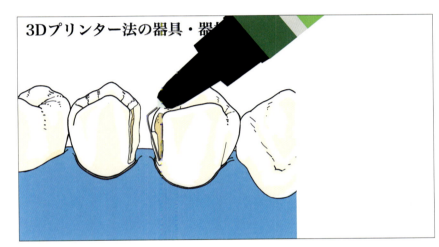

図2　画面右側（口腔外）から挿入されたシリンジが、フローレジンを吐出しているアニメーション。実際の動きとマッチさせリアリティーを出したり、時にオーバーなリアクションをさせたりしてコミカルに仕上げる。

「伝わりやすい」「おもしろい」スライド

　スライド作成で「伝わりやすいこと」は当然ですが、時に演者の頭の中では上手くいっているつもりでスライドを組んでいても、聴衆の頭の上に？マークが浮かんでいるのがみえることがあります。

　演者は、膨大な時間をかけてスライドを組む間に思考が整理されますが、聴衆はまったくの初見であるということをつい忘れてしまいがちです。「前提としてわかるだろう」というラインをどこまで下げるかにもよりますが、筆者はできるだけ簡単でわかりやすい説明を行えるよう心がけています。

　「おもしろいこと」は、話を集中して聴いてもらうために必要です。ずっとまじめで学術的なスライドが続くのでは集中力が続かず疲れてしまい、気づ

くと睡魔が襲ってきます（少なくとも筆者はそうです）。ストイックな先生は寝る聴衆が悪いと思っているかもしれませんが、寝させてしまうようなスライドにならないような工夫は必要です。

　筆者はスライド中に退屈にさせない「ネタ」を仕込み、集中を切って息抜きをする場面を設定するよう心がけています。ウケなくても構わない、スベっている筆者の道化っぷりがおもしろいはずです。

　この2つのために活かせる内容が、本書のChapter9で詳説されているKeynoteのアニメーションです。効果的なアニメーションを設定することで、「伝わりやすく」「おもしろく」することができますので、ぜひ活用していただきたいと思います。

Chapter10 人気プレゼンターに聞くプレゼンテーションの極意
プラスの情報とひらめきをプレゼント

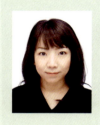

松村香織 Kaori Matsumura
公立八女総合病院歯科口腔外科（福岡県勤務）
2005年3月、九州大学歯学部卒業。2005年4月、同大学病院顎口腔外科入局。2011年4月、同大学大学院修了、歯学博士号取得。2016年4月、同大学病院顎口腔外科助教。2018年4月、公立八女総合病院歯科口腔外科医長を経て、2024年4月より同病院歯科口腔外科部長。

プレゼンの第一目標は聴衆に"伝わる"こと

　プレゼンテーションにおいて、プレゼンターが一方的にコンテンツをオーディエンスに提供していることがあります。私も聴衆の立場でプレゼンテーションを拝聴することが多くありますが、講義進行の流れがつかみにくい場合や意図がわからない図表の多用がある場合は途中から聴く気をなくします。一方、私自身がプレゼンターの立場になった際には、時間を割いて聴講してくださっている方々の時間を無駄にしないこと、聞いてくださる方にとって有益な内容をわかりやすくお伝えすることを心がけています。

　記憶に残るプレゼンテーションは、ストーリーと順序がポイントだと考えています。私は、準備段階においていきなりスライドを作りはじめるのではなく、プレゼンテーションでのトピックを列挙したうえで、ストーリーを組み立てるようにしています。学術論文においては、序論→方法→結果→考察→結論という基本的な流れがありますが、プレゼンテーションでその流れを踏襲してしまうと、聴衆は結論にたどり着くまで退屈な時間を過ごすことになります。したがって私は、プレゼンテーションの冒頭で今回のプレゼンテーションで何を伝えたいのかを明確に示すようにしています（図1）。

スライドでカギとなる視覚的階層の大切さ

　スライドを作成する際には、その内容を端的に示すことができる写真やイラストを準備し、できるだけ視覚的にすばやく理解していただけるようにしています。私は高齢化の進んだ地域の病院歯科口腔外科に勤務しており、高齢者の全身疾患や口腔内管理についてお話しさせていただくことが多いです。図2は、プレゼンテーションを聴いていただいた方々に対して最後のメッセージとして使用することが多いものですが、高齢者の口腔内管理の重要性について的確に示すことができていると考えています。わかりやすく、記憶に残るようなイメージを写真素材サイトから検索して、Keynoteスライド上で活用しています。

　スライドの見やすさは、文字にも左右されると思います。文字の多いスライドを避けるのはもちろんですが、書体に関しても可視性および判読性にすぐれているゴシック体（ヒラギノ角ゴ）のフォントを選択するようにしています。

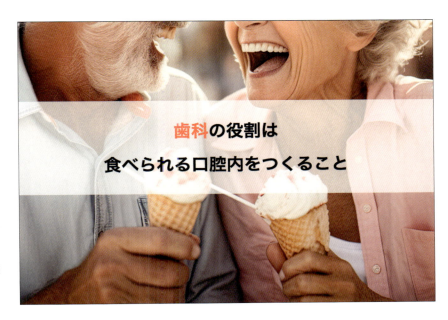

図1　プレゼンテーションの最初に提示するスライド。当日の内容が視覚的にわかるような背景画像と、箇条書きにした講演内容を記載している。

図2　プレゼンテーションを聴いていただいた方々に対して、最後のメッセージとして使用しているスライド。講演の内容を反映した画像を用い、視覚的に講演内容を記憶していただけるようにしている。

プラスの情報やひらめきを提供できるプレゼン

　プレゼンテーションの語源である「Present」が示す意味の1つに"贈りもの"があります。プレゼンテーションに対する考え方は人それぞれで異なると思いますが、私自身は知識や技量を自慢気に披露するのではなく、聴衆に対してプラスになる情報やインスピレーション（ひらめき）をプレゼントすることが重要と考えています。

　無駄に動きが多いアニメーションや、内容に関係のない華美なスライド装飾をするよりも、伝えたい内容をわかりやすく示すことが重要です。スライドはあくまでプレゼンテーションサポートツールであり、アニメーションなどは自分の伝えたいことを伝えられるよう簡潔に必要なものだけを盛り込むようにしています。スライドのビジュアルは聴衆に見やすいように、理解しやすいようにということを第一に考えます。その点において、Keynoteはシンプルで視覚的に理解しやすいスライドを構築できるので、プレゼンテーションの機会をいただいた場合はもっぱらKeynoteを使ってスライドを作っています。

　プレゼンテーションとは、相手に情報を提示しながら自分の伝えたいことを表現し、理解・納得を得て、共感から衝動を導くことだと思います。ぜひ本書をうまく活用していただき、Keynoteで"伝わる"プレゼンテーションを作成してみませんか。

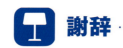

謝辞

　Keynoteについては、以前から個人的にレクチャーしたり、シェーマを依頼されて描いたりすることはありました。そのようななか、2022年初頭、本書にもご執筆いただいた鈴木宏樹先生と、学生時代からの親友である馬場　聡先生（歯科医師・医療法人星樹会理事長）の後押しもあり、「Keynote Study Club（以下、KSC）」というプライベートセミナーを開始いたしました。スタート時は、数名参加していただき1、2回開催できればという程度で、できればこれからプレゼンを始めたい若手の先生に受講してほしいと考えていました。本心では、Keynoteだけでなく臨床のアドバイスもついでに行おうとも画策していました。

　しかし実際に始めてみると、なぜか歯科界の第一線で活躍するトップランナーや書籍でしか名前を見たことがない著名な先生方など、臨床はもちろんKeynoteでのプレゼンも一流の先生ばかりが受講されたのです。そして、その先生方が次々に受講生をご紹介してくださり、おかげさまで2024年11月の第10期まで開催させていただくことができました。

　当初は、私自身がKeynoteは独学のため、説明や指導の方法のさじ加減がわからず受講生を置いてきぼりにしたこともありましたが、回を重ねるごとにインストラクター陣にサポートしていただき、現在ではある程度系統立てた講義ができるようになったと自負しています。本書の執筆にあたり、いつもKSCをサポートしていただいているインストラクター4名をこの場をお借りしてご紹介させていただきます。

　まず、新田　悟先生（歯科医師・新田歯科院長）は、感覚派の私とは違い原理原則を大事にするため、特にKeynote初心者への指導に定評があります。私の医局時代からの先輩でもあり、臨床面の相談などでたいへんお世話になっています。次に、古賀智也氏（歯科技工士・DentLab代表）は、私からKeynoteで便利な機能を見つけたり、おもしろいシェーマが描けたりするたびに連絡が来るので、Keynoteばかり触って本業の歯科医師としての仕事をしているか心配してくれています。また、吉村聡美氏（歯科衛生士・はち歯科）は、もともとKSC受講生だったのですが、センスの良さ（特にプレゼン作成における色使いは秀逸）に私が強引にお願いし、インストラクターになってもらいました。そして、馬場先生は、KSCのプロデューサー的な役割を担ってくれていて、Keynoteもめきめき上達中です。

　最後に、これまでKSCを受講された先生方、いつも私を支えてくれているスタッフと家族に感謝いたします。

2025年1月
中島寛明

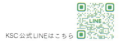

KSC公式LINEはこちら

「口腔機能管理」を臨床で即実践できる！

切り離して使える **11枚** の便利な付録付き！
「口腔機能訓練」の説明に使える **患者用シート** と
「口腔機能発達不全症」の診断で使える **チェックリスト**！

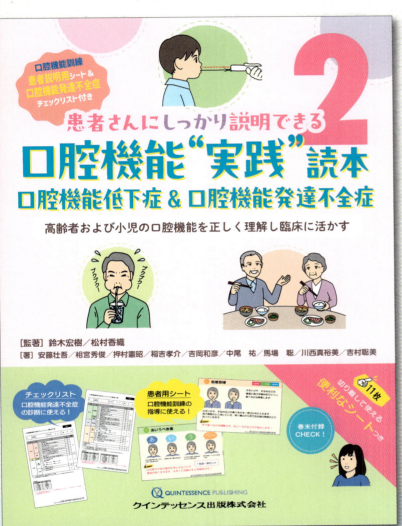

[監著] 鈴木宏樹／松村香織
[著] 安藤壮吾／相宮秀俊／押村憲昭／稲吉孝介
　　吉岡和彦／中尾　祐／馬場　聡
　　川西真裕美／吉村聡美

『患者さんにしっかり説明できる口腔機能低下症読本』に続く第二弾として，口腔機能低下症・口腔機能発達不全症の基礎知識，検査や口腔機能訓練法などをわかりやすく解説！「口腔機能訓練 患者説明シート」と「口腔機能発達不全症 チェックリスト」の付録付きで，口腔機能管理の取り組みに役立てられる．さらに実際の症例も満載で，臨床に活用しやすい仕様となっており，高齢者および小児の口腔機能を学びたい歯科医療者必読の1冊．

CONTENTS

CHAPTER 1
歯科で口腔機能をみることの重要性

CHAPTER 2
口腔機能に対する取り組みの実例から学ぶ

CHAPTER 3
口腔機能発達不全症について

付録 説明用シートなど11枚

第1弾も好評発売中！

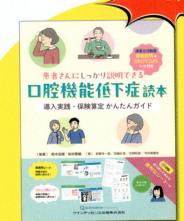

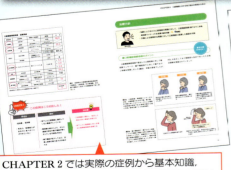

CHAPTER 2では実際の症例から基本知識，検査の流れ，指導方法，取り組みまで把握できる！

CHAPTER 3では「口腔機能発達不全症」の診断と評価がわかる！

●サイズ：A4判変型　●152ページ　●定価8,800円（本体8,000円＋税10%）

クインテッセンス出版株式会社

〒113-0033　東京都文京区本郷3丁目2番6号　クイントハウスビル
TEL 03-5842-2272（営業）　FAX 03-58　　7592　https://www.quint-j.co.jp　e-mail mb@quint-j.co.jp

超高齢社会で必修の補綴治療オプション！

Dr.もDHも患者さんも介護者にも！

みんなにやさしいマグネットデンチャー

著　小坪義博／中島寛明

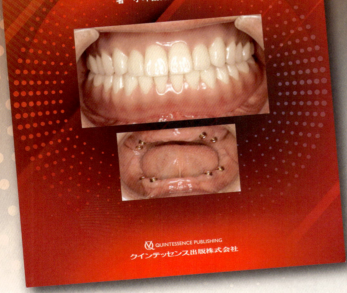

超高齢社会において、噛む、食べるといった口腔機能の重要性が増すなか、義歯の不安定さから咀嚼障害を訴える患者が多くいる。義歯が着脱しづらいという問題も散見される。

本書では、そのような問題の解決策の1つとして、マグネットアタッチメントを用いたオーバーデンチャーの臨床を、ビジュアルメインに17症例を解説する。

大掛かりな外科処置が回避でき、術者・患者双方の負担が軽減できるという利点もあり、これからの補綴治療においてぜひとも覚えておきたい手法である。

CONTENTS

- オーバーデンチャープロローグ
- 第1章　オーバーデンチャー総論
- 第2章　いまこそマグネットデンチャー
- 第3章　マグネットデンチャーを用いた症例
- 第4章　マグネットデンチャーQ&A

推薦の言葉

マグネットアタッチメントを用いたオーバーデンチャーの指南書になる！

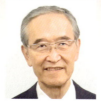

本多正明

推薦の言葉

高齢化が進む日本の、インプラント治療の悩みを解決するバイブル！！

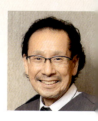

伊藤雄策

QUINTESSENCE PUBLISHING 日本　●サイズ:A4判変型　●112ページ　●定価7,700円（本体7,000円+税10%）

クインテッセンス出版株式会社

〒113-0033　東京都文京区本郷3丁目2番6号　クイントハウスビル

有限会社 筑後デンタル

歯科医療と共に

歯科機械器具や材料および歯科用金属や薬品の卸売、ならびに歯科用器械や医療を手掛けています

また、医療セミナー開催及び紹介　新規開業地・居抜き物件などを当社HPにてご案内しています

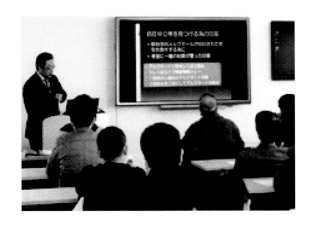

お客様支援室

歯科医院様の抱えるいろいろな問題を解決できますように「お客様支援室」を開設しています

様々なご相談に応える事ができるよう　専門家と業務提携をしています

機械材料販売　　　機器の修理

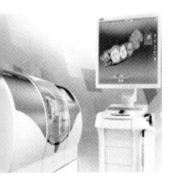 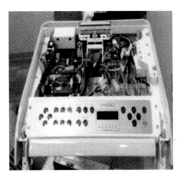

SNSでの情報発信

 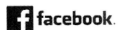

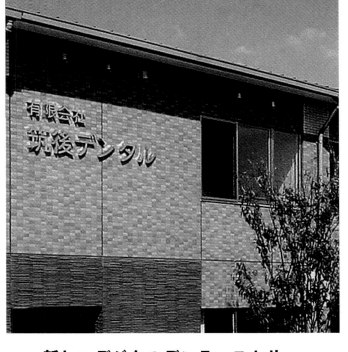

新しいデジタルデンティストリー

『歯科医院や歯科業界のデジタル化』の技術はまだまだ未知数であり、今後さらなる発展が期待できる分野です。

これからのデジタル化を踏まえて　常に新しい材料および機器をご提供し、歯科クリニック様への経営への情報を提供してまいります。

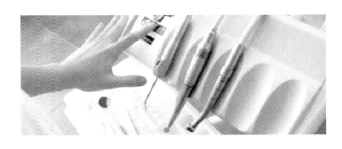

開業支援　　　　　　リニューアル・廃業支援

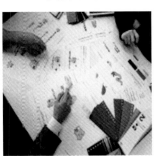 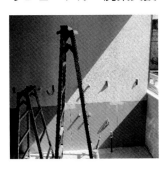

筑後デンタル　大牟田本社
福岡県大牟田市上白川町2丁目296番8
電話　0944-51-4193　FAX　0944-51-4196
E-mail　chikugodental@gol.com

筑後デンタル　佐賀営業所
佐賀県三養基郡基山町大字宮浦1010-13
電話　0942-81-7866　FAX　0942-81-78
E-mail　chikugodental-s@gol.com

クインテッセンス出版の書籍・雑誌は、
弊社Webサイトにてご購入いただけます。

PC・スマートフォンからのアクセスは…

弊社Webサイトはこちら

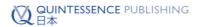

別冊 the Quintessence
歯科医療従事者のためのKeynote超入門 for Mac
今すぐ使えて簡単にできるプレゼン資料作り

2025年3月10日　第1版第1刷発行

監　著　中島寛明
　　　　なかしまひろあき

著　者　安藤壮吾 / 鈴木宏樹 / 関　豊成 /
　　　　あんどうしょうご　すずきひろき　せき　とよしげ
　　　　竹内一貴 / 野亀慶訓 / 松村香織
　　　　たけうちかずたか　のがめよしのり　まつむらかおり

発 行 人　北峯康充

発 行 所　クインテッセンス出版株式会社
　　　　　東京都文京区本郷3丁目2番6号　〒113-0033
　　　　　クイントハウスビル　電話(03)5842-2270(代表)
　　　　　　　　　　　　　　　　(03)5842-2272(営業部)
　　　　　　　　　　　　　　　　(03)5842-2280(編集部)
　　　　　web page address　https://www.quint-j.co.jp

印刷・製本　サン美術印刷株式会社

Ⓒ2025　クインテッセンス出版株式会社　　禁無断転載・複写
Printed in Japan　　　　　　　　　　　落丁本・乱丁本はお取り替えします
ISBN978-4-7812-1117-6　C3047　　　　定価は表紙に表示してあります